# AYURVEDA
# KOMPAKT

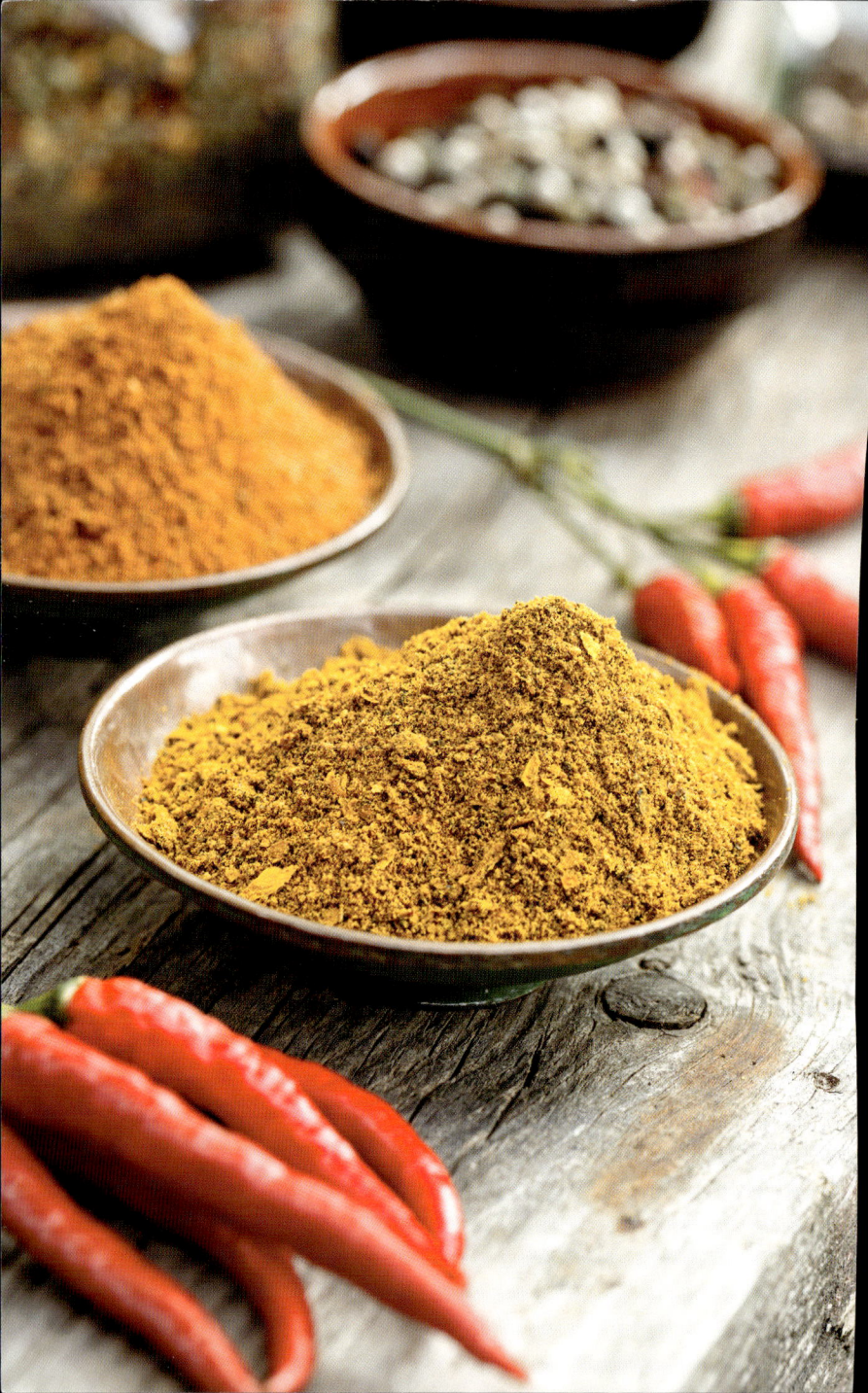

KERSTIN ROSENBERG

# AYURVEDA
# KOMPAKT

## Heilkunst und Rezepte für
## Körper und Seele

südwest

# INHALT

## AYURVEDA 6
### DAS WISSEN VOM LEBEN

Altes Wissen für die heutige Zeit 8
Die Philosophie des Ayurveda 9
Ayurveda in Indien und Europa 11

## PRAKRITI 13
### DIE AYURVEDISCHE KONSTITUTIONSLEHRE

Die eigene Konstitution erkennen 15
Grundkonstitution des Menschen 16
Die sieben Konstitutionstypen 19
Vikriti – Dosha-Störungen der Grundkonstitution 25
Ayurveda-Tipps zum Dosha-Ausgleich 27

## AGNI 30
### VERDAUUNGSFEUER UND LEBENSENERGIE

Doshas bestimmen unseren Stoffwechsel 32
Unsere Verdauung 33
Verdauungsstörungen ayurvedisch behandeln 38

## CHIKITSA 41
### DIE AYURVEDA-MEDIZIN

Krankheiten ganzheitlich behandeln 43
Samprati – Die Entstehung von Krankheiten 45
Hetu – Die Ursachen von Krankheiten 47

## PANCAKARMA 50
### REINIGUNGSKUREN FÜR DIE GESUNDHEIT

Ablauf einer Pancakarma-Kur 51
Ayurveda-Kuren im Vergleich 54
Kleine Reinigungskur für zu Hause 57
Rezepte für den Reinigungstag 57

# RASAYANA 60
## LEBENSENERGIE UND IMMUNITÄT MIT AYURVEDA

Ojas – die Lebensessenz 60
Ayurvedische Aufbaumittel 62
Ethische Empfehlungen 68
Sanfte Massagen 70

# DRAVYAGUNA 73
## KRÄUTER UND GEWÜRZE FÜR DIE GESUNDHEIT

Rasa – der Geschmack 74
Guna – Eigenschaften und ihre Heilwirkungen 79
Vipaka – der Effekt nach der Verdauung 79
Virya – die thermische Potenz 82
Prabhava – die spezifische Wirkung 83
Karma – die pharmakologische Wirkung 83
Die Ayurveda-Hausapotheke 84

# VIHARA 95
## GESUNDES VERHALTEN FÜR JEDEN TAG

Leben im Einklang mit der inneren Dosha-Uhr 97
Die ayurvedische Morgenroutine 101
Ritucarya – Verhaltensregeln für die Jahreszeiten 103
Ayurveda-Empfehlungen für jede Altersstufe 108

# AHARA 111
## GESUNDE ERNÄHRUNG FÜR KÖRPER UND GEIST

Acht Faktoren der Nahrung 112
Typgerecht essen mit Ayurveda 114
Grundregeln der ayurvedischen Ernährung 119

# DIE KÜCHE 122
## DIE ALCHEMIE DES KOCHENS

Die Mahlzeiten im Ayurveda 123

**Rezeptregister / Kontaktadressen** 158
**Impressum** 160

# AYURVEDA
## DAS WISSEN VOM LEBEN

**Ayurveda ist der älteste überlieferte Wissensschatz über die Natur des Menschen. Die alten Weisheiten aus der indischen Hochkultur schenken uns ein tiefes Verständnis und viele praktische Empfehlungen für die Gesundheit und zur ganzheitlichen Behandlung von Krankheiten.**

Seit über 2000 Jahren werden die alten Lehren mit ihren ganzheitlichen Heilkünsten weitergegeben und praktiziert. Und doch ist Ayurveda hochmodern und topaktuell. Es verbindet die alten Traditionen und die Bedürfnisse in unserer modernen Welt und schenkt uns innovative und ganzheitliche Lebenskonzepte, mit denen jeder Mensch sein Leben neu gestalten kann. Ayurveda, die »Mutter aller Heilkünste«, wird als Wurzel der gesamten Naturheilkunde angesehen und hat die traditionellen Medizinsysteme Asiens und der Antike stark geprägt.

Die damaligen Kulturnationen Italien (Rom), Griechenland und China fühlten sich von Indien angezogen, da das Land in der damaligen Welt zu den Hochburgen für Gelehrsamkeit und Fortschritt zählte. Dies führte zu unverkennbaren Einflüssen der ayurvedischen Medizin auf viele alte Heilwissenschaften aus anderen Kulturen: So finden wir zum Beispiel viele Parallelen zwischen der chinesischen, ayurvedischen und tibetischen Medizin oder dem hippokratischen Eid und den Grundgedanken des Ayurveda.

## Weltweit geschätzt

Heute wird Ayurveda in Indien an Universitäten und Colleges als alternatives Medizinsystem gelehrt. Kliniken, Gesundheitszentren und Ärzte auf der ganzen Welt praktizieren die traditionelle indische Medizin Ayurveda. Auch in Europa wird Ayurveda seit vielen Jahren immer bekannter: Ob als Wellness-Therapie mit wunderbaren Ölmassagen, verjüngenden Kräuterrezepturen und individueller Ernährungslehre oder als ganzheitliche Medizin zur wirkungsvollen Behandlung von leichten bis chronischen Krankheitsbildern. Die individuelle Betrachtungsweise des Menschen und die Vielseitigkeit der Therapieformen machen Ayurveda besonders sympathisch und lebensnah. Es geht auf alle persönlichen Bedürfnisse ein und erhebt keinen dogmatischen Anspruch auf eine strikte Ausübung von Regeln oder Traditionen, sondern sucht die ganzheitliche Integration und Umsetzungsweise im natürlichen Alltag. So eignen sich die ayurvedischen Gesundheits- und Lebensempfehlungen für Gesunde und Kranke, Berufstätige und Gestresste, aber auch für Kinder, Schwangere oder ältere Menschen.

»Hitahitam sukham dukham ayustasya hitahitam
manam ca tat ca yatroktam ayurvedah sa ucyate.«

*Quelle: Charaka-Samhita, Sutrasthana I.41*

Gutes und schlechtes Leben;
glückliches und unglückliches Leben;
das, was dem Leben zu- bzw. abträglich ist;
das Maß des Lebens und seiner Komponenten;
und das Leben selbst – wo all dies erklärt wird,
das nennt man Ayurveda.

# Altes Wissen für die heutige Zeit

Ayurveda wird üblicherweise als die »Wissenschaft des Lebens« verstanden, indem »ayuh« als Leben und »veda« als Wissenschaft übersetzt wird. Dabei beschränkt sich *Veda*, das Wissen des Ayurveda, nicht nur auf rationale Erkenntnisse und naturwissenschaftliche Forschung, sondern integriert auch mentale und spirituelle Erfahrungswerte. Dies macht Ayurveda zu einer wahrhaft ganzheitlichen Lebens- und Heilkunde, welche die Natur und Verbindung von Körper, Geist und Seele wirklich versteht und in ihre Behandlungsansätze einbezieht.

## Samhitas – der historische Ursprung

Über die wirklichen Entstehungsdaten des Ayurveda wird in der Fachwelt kontrovers diskutiert. Die gegenwärtigen Theorien über den historischen Ursprung des Ayurveda orientieren sich an den Datierungen seiner ältesten erhaltenen Texte, den sogenannten *Samhitas*. Diese Texte wurden vor circa 2000 Jahren über mehrere Jahrhunderte hinweg aufgezeichnet. Sie stellen Sammelwerke von Entdeckungen früherer Denker und Forscher dar – ein Wissen, das jahrhundertelang durch mündliche Überlieferung nachfolgenden Generationen erhalten blieb. In jeder Generation wurde dieses Wissen modifiziert.

Mehr als 23 Philosophiesysteme und unzählige Gelehrte (*Rishis*) haben den heutigen Ayurveda beeinflusst und Ergänzungen vorgenommen. Somit kann der Ayurveda als ein Gemeinschaftswerk einer unermesslichen Zahl erfahrener und weiterentwickelter Ärzte, Heiler und Philosophen angesehen werden, die mit ihren Entdeckungen nicht einmal ihren Namen verewigt haben. Die heute bekanntesten Schriftsammlungen des Ayurveda wurden von den Gelehrten *Charaka, Sushruta* und *Vagbhat* schriftlich festgehalten.

# Die Philosophie des Ayurveda

Der heutige Ayurveda basiert vor allem auf der *Samkya*-Philosophie. Er lehrt eine ganzheitliche Denkweise, welche sich um die Förderung des Lebens im Allgemeinen bemüht. Er betrachtet den Menschen als ein Ganzes und als untrennbaren Bestandteil des Universums. Das Wohlergehen eines Individuums ist nach ayurvedischer Auffassung mit dem Wohlergehen der gesamten Gesellschaft, dem Lebensreich und dem Universum verknüpft. Sein Überleben basiert auf einem harmonischen und ungestörten Umfeld in einer gesunden Pflanzen-, Tier- und Menschenwelt.

Damit spricht Ayurveda viele aktuelle Bedürfnisse und Probleme unseres modernen Lebens an: Umweltbelastungen, Lebensmittelskandale und rein profitorientierte Arbeits- und Lebensbedingungen bedrohen die Grundlagen für ein natürliches und gesundes Leben. Trotz wachsendem Wohlstand und technischem Fortschritt leidet der moderne Mensch vermehrt unter Zivilisations- und Umwelterkrankungen, wie Auto-Immun- oder Herz-Kreislauf-Erkrankungen, bis hin zu Depressionen oder anderen psycho-mentalen Beschwerdebildern. Mit unserem aufwendigen Lebensstil belasten wir nicht nur Umwelt und Natur auf unverantwortliche Weise, sondern schwächen direkt spürbar die körperliche und seelische Gesundheit. In diesem Sinne gibt uns Ayurveda sinnvolle Antworten auf unsere aktuellen Fragen und zeigt uns einen Weg zu einem nachhaltigen und selbstverantwortlichen Leben. Er schenkt uns ein neues Vertrauen in die eigene Persönlichkeit mit all ihren Ressourcen und Möglichkeiten. Dabei befasst er sich mit allen Aspekten des Lebens und untersucht, was das Leben fördert und was ihm schadet. Unter Berücksichtigung der Lebensprinzipien aller individuellen Geschöpfe berührt er neben der medizinischen Wissenschaft auch Disziplinen wie Soziologie, Ökonomie und Ökologie.

Im Ayurveda bilden die Bedürfnisse, Neigungen und Abneigungen der individuellen Persönlichkeit den Maßstab eines jeglichen Lebens, und nicht die von außen diktierten Regeln. Wir gewinnen einen gefühlvollen und sinnlichen Zugang zu unserem Lebensraum und erleben eine tiefe Beziehung zu Pflanzen, Tieren und Menschen, die unser Leben bereichern.

## Die Gesundheit des Menschen

Auch in der ayurvedischen Medizin kommen diese philosophischen Grundgedanken zum Ausdruck: Gesundheit ist kein statistischer Durchschnittswert oder allgemeines Wohlbefinden, sondern ein Zustand von innerer Freude, Vitalität und Lebenskraft. Im Gegensatz zur westlichen Medizin steht in der ayurvedischen Heilkunde die Gesundheit im Mittelpunkt und nicht die Krankheit. Sie wird

## Mahabhutas – Die fünf Elemente

| Element | Eigenschaften | Wirkung | Prinzip |
|---------|---------------|---------|---------|
| *Akasha* Äther/Raum | weich, leicht, fein, glatt, durchdringend | frei von Widerstand, Porosität | Raum |
| *Vayu* Luft | beweglich, leicht, kühl, rau, trocken, feinstofflich, abbauend | Bewegung | Bewegung |
| *Agni* Feuer | heiß, scharf, penetrierend, fein, leicht, trocken | Hitze, Verdauung, Brennen, Ausstrahlung | Energie |
| *Jala* Wasser | flüssig, ölig, schwer, kalt, träge, weich, schleimig | Befeuchtung, Ölung, Verbindung, Weichheit | Synthese |
| *Prithivi* Erde | schwer, rau, hart, grobstofflich, hart | Wachstum, Körperkraft, Festigkeit | Masse |

untrennbar im Einklang mit einem spirituellen Wachstum, Liebe und Glück gesehen. Gesundheit ist eine der wichtigsten Voraussetzungen zur Erfüllung des höheren Zwecks unseres Daseins – die Erkenntnis unserer wahren, göttlichen Natur. Dabei wird der Körper als Tempel angesehen, in dem die Seele wohnt. Sein Wohlergehen ist eine wichtige Voraussetzung für geistige Entwicklung und Selbstverwirklichung.

### Eigenschaften

Gemäß einiger Philosophieschulen Indiens liegen allen Lebensprozessen drei Steuerungsprinzipien zugrunde: *Tamas, Rajas, Sattva*. Diese beschreiben die Eigenschaften im Allgemeinen und im Spezifischen auf der körperlichen, geistigen und seelischen Ebene. Grundlage aller materiellen Phänomene bilden die fünf Elemente (*Mahabhutas*). Aus ihnen bildet sich auch der menschliche Körper.

## Ayurveda in Indien und Europa

Ayurveda-Kliniken und Universitäten gibt es mittlerweile nicht nur in den Ursprungsländern Indien und Sri Lanka, sondern auf der ganzen Welt. Wer also eine Ayurveda-Kur für seine eigene Gesundheit und Heilung nutzen möchte oder sich für eine berufliche Weiterbildung in Ayurveda-Medizin, -Massage oder -Ernährung interessiert, der braucht nicht unbedingt bis nach Indien oder Sri Lanka zu fliegen. Doch Ayurveda im Ursprungsland kennenzulernen ist dennoch faszinierend, denn es erweitert auf vielerlei Ebene den eigenen Horizont. Über 200 Universitäten bieten einen Studiengang der Ayurveda-Medizin (BAMS) an. Einige davon sind auch für Europäer offen. Das Studium dauert fünf Jahre und kann anschließend mit einem dreijährigen Ayurveda-Facharzt-Studium (MD) erweitert werden.

Heute dient die Ayurveda-Medizin vor allem der Versorgung der ärmeren Bevölkerung Indiens und Sri Lankas. Viele Ärzte und Kliniken leisten eine hervorragende Arbeit mit sehr einfachen Mitteln und in sparsam eingerichteten Räumlichkeiten. Daneben gibt es unzählige Hotels und luxuriöse Resorts, welche Ayurveda-Kuren für ausländische Touristen anbieten – von medizinischen *Pancakarma*-Kuren bis hin zum Ayurveda-Wellness-Urlaub. Beachtet werden sollte dabei, dass es große Unterschiede in den Herangehensweisen und Praktiken der lokalen Ayurveda-Traditionen gibt, sodass beispielsweise eine Ayurveda-Kur in Nordindien andere Schwerpunkte hat als in Südindien.

## Ausbildung zum Thema

In Europa hat sich Ayurveda vor allem in den deutschsprachigen Ländern in Form von Ayurveda-Kliniken, -Praxen und -Akademien etabliert. Oftmals gibt es selbst in der eigenen heimischen Region einen gut ausgebildeten Arzt oder Therapeuten, der die ayurvedischen Therapiemethoden beherrscht und qualifiziert anbietet. Jedoch ist Ayurveda in Europa nicht als Medizin oder Beruf anerkannt. Das heißt, es gibt keine staatlich festgelegten Qualitätsstandards für Ausbildung und Praxis. Wer sich für ein Ayurveda-Studium oder eine Ayurveda-Kur interessiert, sollte sich also im Vorfeld genau erkundigen, welche Qualifikationen der Anbieter besitzt. Denn das Angebot an Ayurveda-Weiterbildungen ist groß und reicht von einem Wochenendseminar bis zu mehrjährigen Ausbildungen in Ayurveda-Massage, Ernährung oder Medizin. Seit 2009 gibt es ein deutschsprachiges Hochschulstudium zum »Master of Science der Ayurveda-Medizin«, welches für Ärzte, Heilpraktiker und medizinische Gesundheitsberufe als berufsbegleitendes Studium angeboten wird. Gute Auskünfte erhalten Interessierte auch über den Ayurveda-Berufsverband (www.ayurveda-verband.eu).

# PRAKRITI
## DIE AYURVEDISCHE KONSTITUTIONSLEHRE

**Ayurveda betrachtet jeden Menschen als einzigartiges Individuum, das sich aufgrund seiner körperlichen und mentalen Konstitution durch ganz spezielle Eigenschaften und Bedürfnisse auszeichnet. Diese Konstitution (Prakriti) im derzeitigen Jetzt-Zustand (Vikriti) zu ermitteln, ist Grundlage einer jeden Ayurveda-Beratung oder Behandlung.**

Damit offenbart sich auch der holistische Anspruch der ayurvedischen Heilkunst sehr deutlich: In der ausführlichen Konstitutionsbestimmung und Diagnose werden Krankheiten und Befindlichkeitsstörungen äußerst differenziert betrachtet.

Je nachdem wie die körperlichen, geistigen und psychischen Eigenschaften der individuellen Persönlichkeit beschaffen sind, werden darauf die allgemeine Ernährungs- und Lebensweise, aber auch die speziellen Therapiemethoden und Behandlungsverfahren abgestimmt. Entsprechend der persönlichen Anlagen können nun Medikamente, Therapieverfahren und gesundheitsfördernde Empfehlungen typgerecht ausgewählt werden. Ebenso verhilft die richtige Einschätzung der individuellen Natur die persönlichen Schwachpunkte und Krankheitsanfälligkeiten bereits im Vorfeld zu erkennen und durch geeignete Maßnahmen auszugleichen.

Die *Doshas* sind dynamische Funktionsprinzipien, welche die individuelle Konstitution des Menschen bilden. Gemeinsam mit *Agni*, dem Verdauungsfeuer, sind sie für die Physiologie im Organismus verantwortlich. Die Anatomie des Körpers basiert auf *Dhatus* (Körpergewebe), *Srotas* (Zirkulationskanäle) und *Malas* (Ausscheidungsprodukte).

## Grundbegriffe der ayurvedischen Anatomie und Physiologie

**Mahabhutas** Aus den fünf Elementen Äther, Luft, Feuer, Wasser und Erde bilden sich die Mikro- und Makrokosmen aus.

**Dhatus** Die Körpergewebe (*Dhatus*) werden in sieben Primargewebe (*Rasa, Rakta, Mamsa, Medas, Asthi, Majja, Shukra*) und davon gebildete Sekundargewebe (*Upadhatus*) unterschieden. Der dynamische Gewebsaufbau ist entscheidend für unsere körperliche Gesundheit und Prägung.

**Malas** *Malas* sind die Abfallprodukte, die im Rahmen des Stoffwechsels anfallen und in einem gesunden Körper ausgeschieden werden. Die Eigenschaften von Urin (*Mutra*), Stuhl (*Purisha*) und Schweiß (*Sveda*) sind wichtige Krankheitsindikatoren innerhalb der Diagnose.

**Srotas** *Srotas* sind die Transportbahnen im Körper, durch die alles zirkuliert, wie Gefäße, Röhrenstrukturen und Hohlräume. Ayurveda beschreibt 13 *Srotas*-Systeme, welche sich auf die Transportbahnen der Atemwege, Nahrung, Zellstoffwechsel und Ausscheidungsorgane beziehen.

**Doshas** Die dynamischen Funktionsprinzipen der drei *Doshas Vata, Pitta* und *Kapha* prägen mit ihren individuellen Eigenschaften und Qualitäten die körperliche Konstitution und Gesundheit.

**Agni** *Agni,* das Verdauungsfeuer, ist verantwortlich für alle Stoffwechselvorgänge und katabolischen, anabolischen und metabolischen Prozesse. Damit nimmt es auch direkten Einfluss auf *Dhatus* und *Malas*.

Im Krankheitsprozess führt ein Ungleichgewicht der dynamischen Kräfte (*Doshas* und *Agni*) zu Störungen und Ansammlungen im strukturellen Körper (*Dhatus, Srotas, Malas*), welche mit Ausleitungsverfahren sowie Manual-, Kräuter- und Ernährungstherapien behandelt und geheilt werden können.

## Die eigene Konstitution erkennen

Um den Konstitutionstypen zu bestimmen, verwendet Ayurveda das Konzept der *Doshas*. Damit zählen die *Doshas* zu den wichtigsten Faktoren der ayurvedischen Lehre überhaupt. Die als »Funktionsprinzipien« übersetzten Bioenergien lassen sich als Prinzipien definieren, die in der Lage sind, bestimmte Eigenschaften und Funktionen im Körper hervorzurufen. Die drei *Doshas Vata*, *Pitta* und *Kapha* bilden sich aus den fünf Elementen und stellen deren menschliche Manifestation dar, das heißt, sie leiten ihre Eigenschaften und Funktionsprinzipien von ihnen ab:

**Vata** heißt übersetzt soviel wie »Wind« und bildet sich aus Luft und Äther. Es symbolisiert das Bewegungsprinzip in unserem Körper. Zu den wichtigen *Vata*-Funktionen gehören die zum Leben notwendigen Bewegungen des Atems, des Herzens und der Verdauung. Das Nervensystem, der Bewegungsapparat und die Immunität zählen zu den wichtigsten Aspekten von *Vata*.

**Pitta** heißt übersetzt »Galle« und entsteht aus dem Element Feuer mit einem kleinen Wasseranteil. *Pitta* steht für das Umsetzungsprinzip auf der körperlichen und geistigen Ebene. So ist es verantwortlich für alle Stoffwechsel- und Verdauungsvorgänge sowie die Intelligenz und geistigen Fähigkeiten des Menschen.

**Kapha** wird als »Schleim« übersetzt und steht für das Prinzip der Stabilität im Organismus. Es bildet sich aus Wasser und Erde und schenkt dem Körper Ruhe, Ausdauer und Immunkraft.

Laut Ayurveda verfügt jeder Mensch über eine individuelle Zusammensetzung der drei *Doshas*, aus der seine Konstitution und Persönlichkeit hervorgeht. Diese prägen unsere körperliche Erscheinung, Verhaltensformen und Krankheitsanfälligkeiten. Befindet sich das ursprüngliche *Dosha*-Gefüge in seinem harmonischen Gleichgewicht und Normalzustand, so ist der Mensch gesund, widerstandsfähig und glücklich. Sind die *Doshas* jedoch gestört, so ist dies Ursache von physischen und psychischen Beschwerden.

## Grundkonstitution des Menschen

Die Grundkonstitution (*Prakriti*) des Menschen ist aus ayurvedischer Sicht der entscheidende Ausgangspunkt unseres Lebens. Die ursprüngliche Bedeutung von *Prakriti* ist »Natur«. Sie bezeichnet vor allem das ursprüngliche Verhältnis der *Doshas* seit dem Lebensbeginn. Das heißt, die seit der Geburt bestehende Manifestation und Verteilung der *Doshas* bestimmt die Ausprägung unserer Grundkonstitution (*Prakriti*) mit ihren nicht veränderlichen Merkmalen. Ob wir von Natur aus groß- oder kleinwüchsig sind, blass oder rotwangig, temperamentvoll oder phlegmatisch – all dies sind Ausdrucksformen unserer Grundkonstitution, die von Anfang an unsere Persönlichkeit prägen. Je nachdem, welches *Dosha* oder welche *Dosha*-Kombination nun besonders vordergründig ausgeprägt ist, verfügen wir über die körperliche Konstitution eines *Vata*-, *Pitta*- oder *Kapha*-Typs. Insgesamt spricht Ayurveda von sieben Konstitutionstypen, die sich aus den drei *Doshas* zusammensetzen können (siehe Seite 19).

»Gesund sein« heißt im Ayurveda immer, sich im inneren dynamischen Gleichgewicht mit der eigenen *Dosha*-Konstitution zu befinden. So fühlt sich Gesundheit für jeden Menschen auch ein wenig unterschiedlich an: Der eine empfindet einen beständigen und

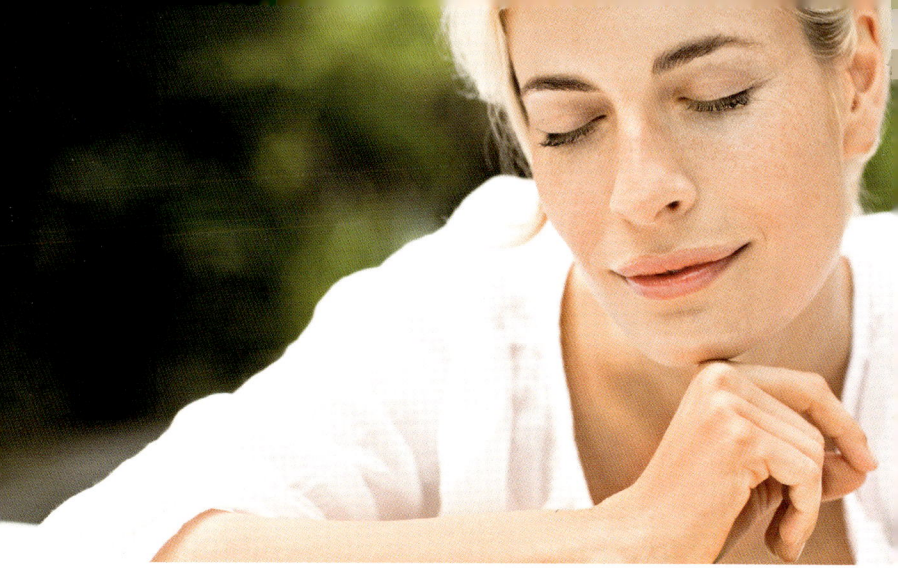

*Jeder ist einzigartig! Das Wissen um die eigene Konstitution ist im Ayurveda die Grundlage für ein gesundes und glückliches Leben.*

ausgeglichenen Körper- und Lebenszustand als äußerst wohltuend, der andere sucht mehr Herausforderungen, Abwechslung und Bewegung, um sich in seiner Mitte zu befinden. Auch die Vorlieben für bestimmte Tages- und Jahreszeiten sind konstitutionsbedingt.

## Die Entstehung der Grundkonstitution

Für unsere natürliche Konstitution (*Prakriti*) sind viele Faktoren verantwortlich. Die grundlegenden Anlagen werden mit dem Zeitpunkt der Zeugung auf genetischer und biologischer Ebene festgelegt. Dabei spielen die körperliche und psychische Verfassung der Eltern, die Jahreszeit und der Ort eine große Rolle. In der Gebärmutter der Frau wird die Konstitution weiter geformt und gefestigt. Ayurveda betont, dass beide Elternteile ihre *Doshas* vor der Zeugung eines Kindes durch Reinigungsmaßnahmen und andere gesundheitsfördernde Empfehlungen ins Gleichgewicht bringen sollten. Falls vor der Empfängnis die Eltern unter Störungen oder Unausgeglichenheit auf der körperlichen oder mentalen Ebene lei-

## Faktoren der Konstitutionsbildung

| Garbhaj Prakriti – vor der Geburt | Jathaj Prakriti – nach der Geburt |
|---|---|
| Qualität der Fortpflanzungsgewebe beider Eltern sind wichtigste genetische Faktoren der körperlichen Konstitution (*Deha Prakriti*) | Die Lebensweise und Belastungsfaktoren der Eltern (*Jethi*) prägen die Manifestation und Ausdrucksformen der Doshas des Kindes |
| Der Zustand der Gebärmutter vor der Empfängnis und während der Schwangerschaft ist elementar für die gesunde Entwicklung | Familientraditionen und erbliche Faktoren (*Kula*) nehmen Einfluss auf die grundlegende Persönlichkeitsbildung des Kindes |
| Ernährung und Lebensweise der Mutter während der Schwangerschaft prägen die gesunde Konstitutionsentwicklung | Rassenfaktoren und klimatische Bedingungen (*Deshanupatini*) beeinflussen durch ihre ortsbedingten Faktoren die verschiedenartigen Prakriti |
| Seelisch-geistige Komponenten der Mutter während der Schwangerschaft nehmen Einfluss auf die körperliche und mentale Stabilität und Gesundheit des Kindes | Jahreszeiten und saisonale Faktoren (*Kala*) prägen die Prakriti mit speziellen Eigenschaften entsprechend der Jahreszeit in der ersten Lebensphase |
| Karmische Aspekte der Seele des Ungeborenen sowie beider Eltern | Altersfaktoren (*Vaya*) verändern die Konstitution entsprechend dem Alter und der vorherrschenden Lebensphase |

den, so werden sich diese in der Grundkonstitution des Kindes widerspiegeln. Die ayurvedische Heilkunde kennt viele Empfehlungen zur Vorbereitung der Zeugung und Empfängnis. Diese sind auch für die heutige Zeit sehr geeignet, wenn Paare unter ungewollter Kinderlosigkeit leiden.

# Die sieben Konstitutionstypen

Ayurveda beschreibt sieben Konstitutionstypen, die sich durch unterschiedliche Betonung eines einzelnen oder mehrerer *Doshas* hervortun. Je nachdem wie die *Dosha*-Kräfte verteilt sind, erzeugen sie die Körperstruktur, angeborene Verhaltensmuster, Vorlieben und Abneigungen, Einstellungen, Denkweisen sowie Reaktionsweisen auf bestimmte Stimuli. Bei den Konstitutionstypen, in denen nur ein *Dosha* vorherrscht, sind diese Eigenschaften eindeutig zu erkennen und dem offensichtlich dominanten *Dosha* zuzuordnen. Besteht allerdings die Vorherrschaft von zwei oder drei *Doshas*, so mischen sich die Eigenschaften und Körpermerkmale. So kann z.B. ein *Vata-Kapha*-Typ einen *Kapha*-Körperbau und eine *Vata*-Haut aufweisen. Sein Stoffwechsel kann ebenfalls von *Vata* geprägt sein, wo hingegen die allgemeinen Vorlieben der *Kapha*-Persönlichkeit entsprechen. All dies macht es nicht einfach, eine Konstitution in ihrer komplexen Vielseitigkeit zu erkennen, da die Erscheinungen und Kombinationen der verschiedenen *Dosha*-Konstellationen unendlich sind.

Für die *Vata-*, *Pitta-* und *Kapha*-Konstitutionen gibt es ausführliche Beschreibungen in den klassischen Schriften des Ayurveda. Die hier aufgeführten Texte basieren auf den Quellentexten der berühmten Schriften von *Charaka*, *Sushruta* und der *Astanga Hrdayam*. Die sogenannten Mischtypen werden dort nicht einzeln erläutert.

## Die Vata-Konstitution

Menschen mit einer *Vata*-Konstitution sind von Natur aus bewegliche, feingliedrige und sensible Persönlichkeitstypen, die sich durch einen schmalen Körperbau, trockene Haut und künstlerische und sensitive Fähigkeiten auszeichnen. Sie bevorzugen abwechslungsreiche Aktivitäten, sind neugierig und kommen schwer zur Ruhe.

*Vata*-Typen haben von Natur aus einen unregelmäßigen Appetit und eine ebensolche Verdauung. Das Nervensystem ist empfindsam und ihre Körperstärke und Widerstandsfähigkeit gegen Krankheiten eher gering. Der Körperbau ist eher schwach entwickelt – sie sind sehr schlank, nehmen leicht an Gewicht ab, und das Immunsystem ist eher schwach. So sind *Vata*-Menschen auch besonders empfindlich gegenüber Kälte und Wind. In der kalten Jahreszeit sehnen sie sich nach Licht und Wärme.

## Die Pitta-Konstitution

*Pitta*-Menschen sind dynamische, erfolgreiche und eindrucksvolle Persönlichkeiten. Sie verfügen über eine außerordentliche Leistungsstärke, Ehrgeiz und Durchhaltevermögen auf körperlicher und mentaler Ebene. Das feurige Prinzip von *Pitta* gibt Hitze, Schärfe, Brillanz und Egoismus in der Persönlichkeit. So sind *Pitta*-Menschen oft sehr zielgerichtet und handlungsorientiert, aber auch selbstbezogen und egozentrisch. Sie haben eine gute Verdauung und einen schnellen Stoffwechselumsatz, daher ist ihr Körper mittelmäßig entwickelt. Sie schwitzen viel. Ihre Haut ist normalerweise feucht und warm und weist oftmals einen rötlichen Schimmer auf oder neigt zu Rötungen, Unreinheiten oder Reizungen.
*Pitta* verleiht der Stimme Schärfe sowie eine flüssige, klare Sprache. Damit können diese Menschen gut argumentieren und andere überzeugen. Oft zeichnen sich *Pitta*-Typen durch eine hohe Intelligenz und ein schnelles Auffassungsvermögen aus, gepaart mit der Neigung zu Ungeduld, Ärger und Reizbarkeit.

## Die Kapha-Konstitution

*Kapha*-Menschen zeichnen sich durch innere Stärke und Stabilität aus. Sie sind kräftig gebaut, verfügen über ein gutes Immunsystem und wirken sehr ruhevoll im Umgang mit sich selbst und anderen.

Der Körper einer *Kapha*-Person ist gut entwickelt mit runden Konturen und Tendenz zur Gewichtsansammlung. *Kapha*-Menschen haben eine schöne, glatte Haut, große ausdrucksvolle Augen, kräftige Haare und eine gute Widerstandsfähigkeit gegen Krankheiten. Von allen Konstitutions-Typen besitzen sie die geringste Neigung zu mentalen Störungen. Dafür neigen sie aber sehr zu Bequemlichkeit und innerem Phlegma. Ihre körperliche und geistige Antriebskraft ist gering, und sie benötigen oft viel Zeit für sich selbst und die zu verrichtenden Aufgaben.

## Die Vata-Pitta-Konstitution

Leute mit einer *Vata-Pitta*-Konstitution sind wie geschaffen für den modernen Lifestyle unserer Zeit. Sie sind attraktiv, lebenslustig und lebendig, besitzen einen wachen Geist und können sehr gut kom-

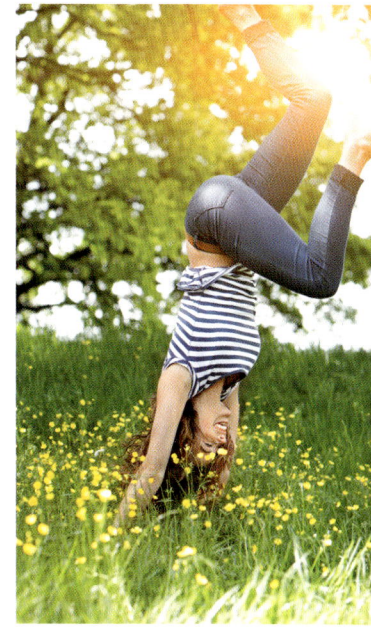

*Vata und Pitta bilden die dynamischen Kräfte in Körper und Geist.*

munizieren. Im Idealfall paaren sich die positiven Eigenschaften des *Vata* mit seiner Bewegungsfreude, Kreativität und schnellen Auffassungsgabe mit der Zielstrebigkeit, Intelligenz und Führungsqualität des *Pitta*. Der Körper ist schlank und kraftvoll, die Haare fein und weich, und die ganze Persönlichkeit strahlt eine vitale Kraft und positive Dynamik aus. Leider leiden aber viele Menschen mit einer Vata-Pitta-Konstitution im Störungsfall unter der Disharmonie beider Körperenergien, was sich in Nervosität und Unruhe (*Vata*), innerer Anspannung und Reizbarkeit (*Pitta*), Schlafstörungen, Kopfschmerzen und einem empfindlichen Magen äußert.

# Selbsteinschätzung der eigenen Dosha-Qualitäten

Passendes bitte ankreuzen. Wenn bei einer Frage auch zwei Antworten passen, können Sie beide ankreuzen. Zählen Sie am Ende alle Punkte – Vata, Pitta, Kapha – zusammen und bestimmen Sie damit Ihre differenzierten Konstitutionsaspekte.

## A Körperliche Konstitutionseigenschaften

|  | Vata | Pitta | Kapha |
|---|---|---|---|
| Körperbau | ☐ dünn, schwach entwickelt, feingliedrig, klein oder groß | ☐ mittlere Körpergröße, mäßig entwickelt | ☐ stämmig, klein oder groß, großgliedrig, gut entwickelt |
| Gewicht | ☐ geringes Gewicht, nimmt schwer zu | ☐ Idealgewicht mit guter Muskulatur | ☐ schwer, Tendenz zur Fettleibigkeit |
| Gesicht | ☐ klein, zerfurcht, hager, ausdruckslos | ☐ mittlere Größe, rötlich, eckig, scharfkantige Züge | ☐ große, runde, weiche Züge, blass |
| Haut | ☐ trocken, glanzlos, rau, hervortretende Venen | ☐ leicht errötend, rotwangig, weich, ölig, Sommersprossen | ☐ feucht, dick, kühl, blass, Wasseransammlungen |
| Haare | ☐ spärlich, dünn, trocken, häufig Schuppen oder Haarausfall | ☐ mäßig, fein, weich, rötlich, frühzeitig ergraut | ☐ kräftig, reichlich, ölig |
| Hände | ☐ klein, kalt, rissig, schmale hervorstehende Gelenke | ☐ mittlere Größe, rosig, warm | ☐ kräftig, groß, fest, ölig, wenig Linien |
| **Punktzahl körperliche Ausprägung der Doshas** | **Vata** ☐ | **Pitta** ☐ | **Kapha** ☐ |

## B Charakteristische Konstitutionseigenschaften

|  | **Vata** | **Pitta** | **Kapha** |
|---|---|---|---|
| **Körperkraft** | ☐ schwach, geringe Ausdauer, gute Spontankraft | ☐ gute Körperkraft, leistungsstark | ☐ stark, ausdauernd, wenig Tatendrang, beginnt langsam |
| **Aktivität** | ☐ schnell, leichtsinnig, spontan, überaktiv, chaotisch | ☐ zielgerichtet, ehrgeizig, effizient, machtvoll | ☐ stetig, würdevoll, zuverlässig, unflexibel, phlegmatisch |
| **Sprechweise** | ☐ schnell, unstet, sprunghaft, unzusammenhängend | ☐ überzeugend, argumentativ, monologhaft | ☐ langsam, entschieden, wohlüberlegt |
| **Verstand** | ☐ geschwind, unentschlossen, anpassungsfähig, neugierig | ☐ intelligent, durchdringend, kritisch, zielgerichtet | ☐ gründlich, bedächtig, halten sich an grobe Prinzipien |
| **Gedächtnis** | ☐ schlechtes Langzeitgedächtnis | ☐ scharf, klar, gute Erinnerung an Verletzungen | ☐ gutes Langzeitgedächtnis, gute Erinnerung an Gefühle |
| **Gefühle** | ☐ spontan, ängstlich, furchtsam, nervös, launisch, empfindlich | ☐ leidenschaftlich, heftig, ärgerlich, streitsüchtig | ☐ ruhig, zufrieden, anhänglich, sentimental, schwermütig |
| **Lebensweise** | ☐ bewegt sich viel, reist und spielt gern, exzentrisch, überlastet | ☐ wettbewerbsorientiert, mag Sport und Politik, verträgt keine Hitze | ☐ bequem, eintönig, liebt schöne Dinge, Luxus, Komfort |

| **Punktzahl charakterliche Eigenschaften** | **Vata** [ ] | **Pitta** [ ] | **Kapha** [ ] |
|---|---|---|---|

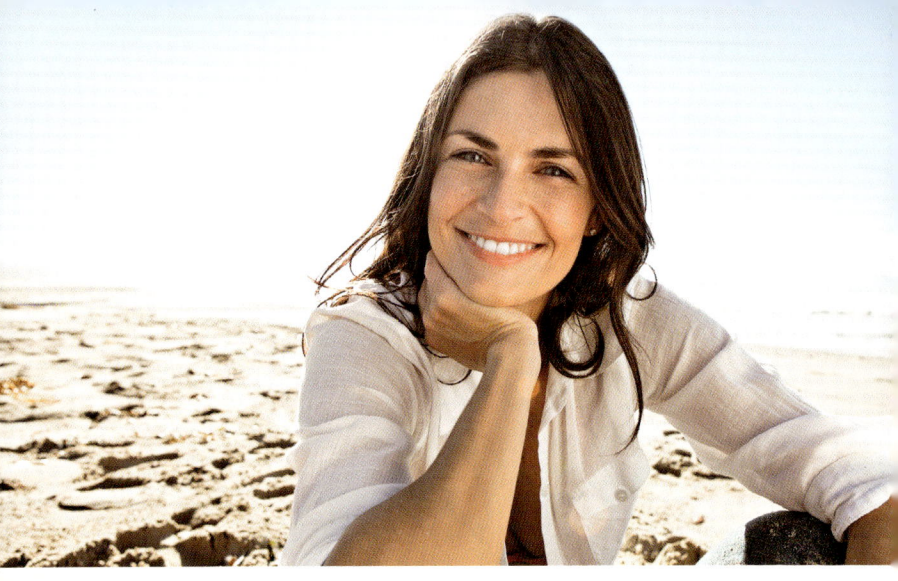

*Menschen mit einem ausgeprägten Vata- und Kapha-Anteil benötigen von Natur aus viel Raum und Zeit für sich selbst.*

## Die Vata-Kapha-Konstitution

Bei Menschen mit einer *Vata-Kapha*-Konstitution offenbaren sich die gegensätzlichen Elemente Luft, Erde und Wasser in vielschichtigen Eigenschaften auf der körperlichen und psychischen Ebene. Der *Vata*-Anteil schenkt die Leichtigkeit, Trockenheit und Unbeständigkeit. Das kann sich z. B. in trockener Haut, schneller Sprechweise und innerer Unruhe zeigen. Der *Kapha*-Anteil hingegen zeigt sich durch Schwere und Schleim, was sich in körperlichem Phlegma und Übergewicht ausdrücken kann. Atemwegserkrankungen, Allergien oder Herz-Kreislauf-Erkrankungen zählen zu typischen *Vata-Kapha*-Beschwerden.

## Die Pitta-Kapha-Konstitution

Wenn es eine Power-Konstitution gibt, dann ist es der *Pitta-Kapha*-Typ. Der Körper ist robust und kräftig gebaut, das Immunsystem stabil, und die Ausdauer und Beharrlichkeit in allen Aktivitäten sind hervorragend. Der Körper erfreut sich einer sehr guten Gesundheit und Ausdauer. Belastungen durch zu viel Arbeit, falsches Essen und Stress machen sich erst nach anhaltendem Raubbau bemerkbar. Und der Geist ist ebenfalls von Klarheit und Ruhe, Scharfsinn und Geduld, Zielstrebigkeit und Gelassenheit geprägt.

## Die Vata-Pitta-Kapha-Konstitution

Sollten Sie eine sogenannte Tri-*Dosha*-Konstitution besitzen, die sich nahezu aus den gleichen Anteilen aller Elemente zusammensetzt, so gehören Sie zu den wenigen auserwählten Menschen, die mit einem großen natürlichen Gleichgewicht in Körper und Geist geboren wurden.

Eine ausgewogene Tri-*Dosha*-Konstitution schenkt eine natürliche Balance der körperlichen, geistigen und seelischen Kräfte und ein ausreichendes Maß aller gesunden Qualitäten. So verfügen die meisten *Vata-Pitta-Kapha*-Typen über einen mittleren Körperbau, eine normale unkomplizierte Haut und einen guten Stoffwechsel. Sie erfreuen sich der Kreativität und schnellen Auffassungsgabe von *Vata*, der charismatischen Ausstrahlung von *Pitta* und der Gelassenheit von *Kapha*.

# Vikriti – Dosha-Störungen der Grundkonstitution

Ist die Grundkonstitution (*Prakriti*) in ihrem Gleichgewicht gestört, sprechen wir von einer *Dosha*-Störung (*Vikriti*). Die *Dosha*-Störungen manifestieren sich im Anfangsstadium im energetisch wahrnehmbaren Bereich und führen erst im fortgeschrittenen Stadium zu symptomatischen Beschwerden.

Bereits bevor der Körper unter konkreten Krankheitssymptomen leidet, können die subtileren Merkmale der gestörten *Doshas* wahrgenommen und ausgeglichen werden.

## Ursachen für Vikriti-Bildung

**Pränatale Prägung** Erbliche Faktoren lassen bereits in der frühen Kindheit ein *Dosha*-Ungleichgewicht entstehen. Auch genetisch bedingte oder seit Geburt vorhandene Krankheiten zählen dazu.

**Äußere Faktoren** Äußere Einflüsse wie klimatische Bedingungen, Lebensweise, Ernährung, Alter, mentale oder körperliche Belastungen oder bakterielle Infektionen können mit Hilfe klinischer diagnostischer Methoden als Ursache von einer Konstitutionsstörung (*Vikriti*) ermittelt werden.

**Nicht sichtbare Faktoren** Krankheiten, die sich ohne äußere Faktoren manifestieren, haben ihre Ursache im spirituellen, geistigen und emotionalen Bereich.

### Vata-Störungen erkennen

Gerät das *Vata* aus dem Gleichgewicht, so ist dies direkt spürbar durch innere Nervosität, Blähungen, einen trockenen Mund, Verlangen nach Wärme und einem Gefühl von Leere und Selbstzweifeln. Dies steigert sich zu typischen *Vata*-Beschwerden wie Schlafstörungen, Ohrgeräusche und Schwindelanfälle. Eine lang anhaltende *Dosha*-Erhöhung führt zu typischen *Vata*-Krankheitsbildern wie Blutarmut, Muskel- und Knochenschwund, Lähmungserscheinungen, Gedächtnisverlust, Gelenkbeschwerden, degenerative Arthritis und alle Nervenleiden.

### Pitta-Störungen erkennen

*Pitta*-Störungen erkennen wir unmittelbar durch Hitze, Magenübersäuerung, innere Anspannung und Ungeduld. Auch innerer Ärger und Kritiksucht machen sich im Gemüt breit. Verfestigt sich die *Pitta*-Erhöhung, zeigt sie sich durch Sodbrennen, Magenverstimmung, brennende Schmerzen in der Nabelgegend und eine äußerst gereizte und überkritische Geisteshaltung. Die Haut beginnt nun zu reagieren, die betroffenen Menschen leiden unter Hautrötungen, Ausschlägen, Kopfschmerzen und Schweißausbrüchen. Im weiteren Verlauf entstehen Krankheiten wie Fieber, Entzündungen, Migräne, Eiteransammlungen, entzündliche Arthritis, Knochenabszesse sowie alle entzündlichen und brennenden Beschwerden der Leber und des Magen-Darm-Trakts.

### Kapha-Störungen erkennen

Besteht eine Erhöhung von *Kapha*, so entstehen zuerst Antriebsarmut und Schweregefühl. Alles fühlt sich schwer und träge an. Auch Übelkeit, aufgeblähte Gedärme, Wasseransammlungen und ständige Müdigkeit können auftreten. Sammelt sich *Kapha* weiterhin an, so beginnt der Körper sehr viel Schleim zu bilden, der sich in den Stirn- und Nasenhöhlen, den Bronchien und den Atemwegen festsetzt. Die Verdauung wird träge, und es entwickeln sich Krankheiten wie Fettsucht, hoher Cholesterinspiegel, nässende Ekzeme, Zysten, Diabetes mellitus oder Tumorbildung.

## Ayurveda-Tipps zum Dosha-Ausgleich

Die folgenden Tipps sind ein erster Schritt, um das Gleichgewicht von *Vata*, *Pitta* und *Kapha* typgerecht wieder herzustellen und die eigene Konstitution zu stärken.

### Drei Tipps zum Vata-Ausgleich

■ Essen Sie regelmäßig und in einer ruhigen, entspannten Atmosphäre.

■ Bevorzugen Sie warme, gekochte, aufbauende und leicht verdauliche Nahrungsmittel mit süßer Geschmackskomponente. Besonders gut verträglich sind: Wurzelgemüse wie Möhren, Nüsse, Getreideflocken, Kompott aus süßen Früchten, Butter und Sahne.

■ Bevorzugen Sie warme Getränke, und trinken Sie vor allem am Vormittag ein bis zwei Tassen warmes Ingwerwasser.

### Drei Tipps zum Pitta-Ausgleich

■ Essen Sie mittags Ihre Hauptmahlzeit.

■ Meiden Sie zu viel saure und scharfe Speisen wie Milchprodukte, Zitrusfrüchte, Tomaten, Alkohol, rotes Fleisch, scharfe Gewürze.

■ Bevorzugen Sie alle süßen und bitteren Gemüse wie Blattgemüse und Wurzelgemüse, und essen Sie jeden Tag eine große Portion Salat und/oder Rohkost.

### Drei Tipps zum Kapha-Ausgleich

■ Überladen Sie Ihren Magen nicht, und verzichten Sie auf Zwischenmahlzeiten.

■ Trinken Sie am Morgen ein bis zwei Tassen heißes Wasser oder Ingwerwasser mit etwas Honig.

■ Essen Sie am Abend nicht zu spät, und meiden Sie alle kalten, rohen, schweren und schleimigen Speisen wie Käse, Rohkost, Fleisch oder Milchprodukte. Optimal sind Suppen und Eintöpfe.

### Drei Tipps zum Vata-Pitta-Ausgleich

■ Bevorzugen Sie alle süßen Früchte und Gemüse wie Kürbis, Fenchel, Pastinaken, Möhren, Trauben und Bananen.

■ Trinken Sie am Abend eine Tasse warme Milch mit Kardamom, Zimt und Muskat vor dem Schlafengehen.

■ Achten Sie auf regelmäßige Entspannung zum Stressausgleich.

### Drei Tipps zum Pitta-Kapha-Ausgleich

■ Bevorzugen Sie alle bitteren Gemüse wie Blattsalate, Spinat, Chicorée, Radicchio, Artischocken und frische Gartenkräuter. Sie können am Mittag kalt und am Abend warm gegessen werden.

■ Meiden Sie saure und fermentierte Speisen wie Zitrusfrüchte, Tomaten, Joghurt, Käse, Fleisch, Brot und Alkohol.

■ Essen Sie nicht zu salzig. Ein grobkörniges Steinsalz ist am besten verträglich.

### Drei Tipps zum Vata-Kapha-Ausgleich

■ Essen Sie drei warme Mahlzeiten am Tag, und vermeiden Sie alles Kalte und Ungekochte ab 16:00 Uhr.

■ Essen Sie langsam und kauen Sie gründlich.

■ Bevorzugen Sie verdauungsfördernde Gewürze wie Ingwer, Kreuzkümmel, *Hing (Asafoetida)*, Zimt, Senfsamen und Pfeffer.

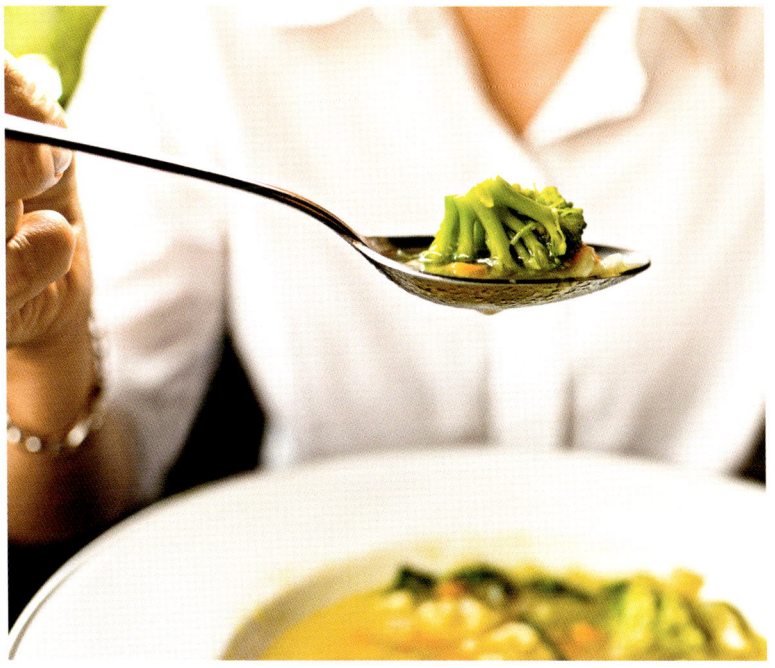

*Grüne Gemüse mit bitterem Geschmack gleichen Pitta und Kapha aus.*

# AGNI
## VERDAUUNGSFEUER UND LEBENSENERGIE

**Im Zentrum unserer Lebensenergie steht Agni, das Verdauungsfeuer. Es steuert die körperliche und mentale Gesundheit und ist verantwortlich für den gesamten Stoffwechsel, den Verdauungs- und Ausscheidungsprozess sowie die Zellerneuerung. All dies macht Agni zum entscheidenden Faktor unserer gesunden Ernährung und unserer Lebensprozesse.**

Das von *Pitta* produzierte Verdauungsfeuer *Agni* hat seinen Hauptsitz im Oberbauch, links der Leber. Als »Lebensfeuer« ist *Agni* auch in jeder Zelle vorhanden und für alle Lebensfunktionen unentbehrlich. Wir müssen es hüten wie das »Ewige Licht« auf einem Altar, denn es ist verantwortlich für unsere Lebensenergie und -länge. *Agni* gibt dem Körper seine Wärme und hilft, mit seiner Hitze aufgenommene Speisen aufzuschließen und Krankheitserreger zu verbrennen. Es hat also eine zentrale Bedeutung für alle Stoffwechsel- und Lebensprozesse, was oft erst dann auffällt, wenn es aus dem Gleichgewicht gebracht ist. Seine Eigenschaften sind: heiß, trocken, leicht, klar, wohlriechend, rein.

Ist das *Agni* geschwächt, so werden die *Doshas* in ihrem Gleichgewicht gestört, toxische Verdauungsrückstände werden gebildet, und die Ausscheidung ist vermindert. Die daraus resultierenden Zustände und Ansammlungen im Körper führen auf lange Sicht zu Krankheiten der unterschiedlichsten Art.

## Unterarten von Agni

Ein gesunder Stoffwechsel hat verschiedene Aspekte, die alle für einen gesunden Körper zusammenwirken. So wird *Agni* in drei Unterarten unterteilt, welche seine Bedeutung und Funktionsweisen verdeutlichen:

**Jathragni** ist hauptverantwortlich für die Aufnahme und Resorption der Nahrung sowie die Ausscheidung der Abfallprodukte (*Mala*). Es befindet sich im Bereich von Magen, Leber und Zwölffingerdarm. Entsprechend dem *Dosha*-Gleichgewicht im Körper kann *Jathagni* ausgeglichen, zu stark oder zu schwach arbeiten.

**Bhutagni** spaltet die Nahrung in die einzelnen Elemente (*Bhutas*) und bildet die *Doshas*. Über *Bhutagni* wird die Nahrung so umgewandelt, dass sie vom Zellstoffwechsel (*Dhatvagni*) verwertet werden kann. Dies geschieht im molekularen, submolekularen und energetischen Bereich – so ist *Bhutagni* in jeder Zelle anzutreffen, vor allem in der Leber.

**Dhatvagni** erneuert den Körper über den aktiven Gewebestoffwechsel, welcher aus der Nahrungsessenz neue Körpersubstanz aufbaut. Er entzieht dem wertvollen Teil der Nahrung die Essenz, um sie den *Dhatus*, den Körpergeweben, zur Verfügung zu stellen.

> **»Erlischt dieses Agni, so stirbt man,**
> **arbeitet es richtig, so lebt man lange frei von Krankheit,**
> **ist es gestört, so erkrankt man –**
> **daher wird Agni als die Wurzel (von allem) bezeichnet.«**
>
> *Quelle: Charaka-Samhita, Ci.XV.3f.*

# Doshas bestimmen unseren Stoffwechsel

Der wichtigste Grundsatz der ayurvedischen Ernährungslehre lautet: »Du bist das, was Du verdaust«. Damit entscheiden die verschiedenen Funktionsweisen des Verdauungsfeuers (*Agni*) über Zustand, Gesundheit und Erneuerung von Körper und Geist. Durch *Agni* stehen den verschiedenen Körpergeweben alle Nährstoffe zur Verfügung, Toxine werden ausgeschieden, der Geist wird klar und diszipliniert. Ein ausgeglichenes Verdauungsfeuer verleiht dem gesamten Körper eine frische, vitale Ausstrahlung und innere Schönheit. Damit *Agni* aber in einem angemessenen Maß entstehen kann, ist wiederum ein Gleichgewicht zwischen den *Doshas* erforderlich. Ist dieses Gleichgewicht nicht vorhanden, wird entweder zu wenig *Agni* erzeugt – und selbst die edelsten Speisen passieren den Verdauungstrakt nahezu ungenutzt –, oder es entsteht zu viel *Agni*, was ständigen Hunger und Unausgeglichenheit zur Folge hat.

## Konstitution und Agni

Die Beschaffenheit von *Agni* hängt mit der Konstitution zusammen:
■ So verfügen Menschen mit einem hohen *Vata*-Anteil über ein schwankendes und wechselhaftes *Agni* (*Vishmagni*), welches zuweilen stark und häufig schwach brennt. Unregelmäßiger Appetit, häufig schlechte Verdauung und Blähungen zeigen die *Vata*-Dominanz des Stoffwechsels an.
■ Ein erhöhtes *Kapha* führt zu einem schwachen *Agni* (*Mandagni*), welches nur über wenig Verdauungskraft verfügt. Schweregefühl, Übergewicht und toxische Ablagerungen im Organismus entstehen durch die Überlastung von *Mandagni*.
■ Ein sehr starkes *Pitta* bildet auch ein zu starkes *Agni* (*Tikshnagni*). Das überaktive Verdauungssystem sorgt für Übersäuerung, Durchfall und entzündliche Beschwerden des Verdauungstrakts.

## Wissenswertes zu Agni

**Samagni** ist die ayurvedische Bezeichnung für ein ausgeglichenes *Agni*. Das *Agni* arbeitet normal bzw. ausgeglichen, also weder zu stark noch zu schwach. Gesunde, konstitutionsgerechte und unter Beachtung der Regeln verzehrte Nahrung wird innerhalb der normalen Zeit problemlos verdaut.

**Tikshnagni** bedeutet ein starkes *Agni*, wie es durch zu viel *Pitta* hervorgerufen wird. Heftiges Aufstoßen, starkes Schwitzen, Hautausschläge, Durchfall, Übererregbarkeit, übermäßiges Reden, Heißhunger und ein brennendes Gefühl im Verdauungstrakt, Reizbarkeit und Zorn sind typische Symptome dieser *Agni*-Überfunktion.

**Mandagni** bedeutet ein zu schwaches *Agni*, wie es durch zu viel *Kapha* hervorgerufen wird. Obwohl die Ernährung ausgewogen und regelgerecht ist, kann die Nahrung nicht verdaut werden. Es entstehen Symptome wie Schweregefühl, Appetitlosigkeit oder Aufstoßen. Herrscht ein *Mandagni* vor, so ist die Resorption der Nahrung unzulänglich, und unverdaute Schlackenstoffe (*Ama*) entstehen, welche zu vielen Erkrankungen führen.

**Vishmagni** bezeichnet ein unregelmäßiges *Agni*, wie es durch zu viel *Vata* hervorgerufen wird. Trotz beständiger und regelmäßiger Nahrungszufuhr werden die Speisen manchmal gut und manchmal schlecht verdaut. Zustände von *Tikshnagni* und *Mandagni* wechseln sich ab, und es entstehen Symptome wie Blähungen, Müdigkeit nach dem Essen und *Ama*-beteiligte Erkrankungen.

## Unsere Verdauung

Unsere Verdauung startet mit dem ersten Kontakt mit der Nahrung und endet mit den Ausscheidungen der Abfallprodukte über den Mastdarm. Für die verschiedenen Verdauungsphasen der Aufnahme, Aufschlüsselung und Resorption sind die unterschiedlichen

Funktionsweisen des *Agnis* verantwortlich. Eine gute, beschwerdefreie Verdauung und Ausscheidungsprodukte, welche alle Anzeichen für einen gesunden Stoffwechselprozess aufweisen, liefern wichtige Hinweise für die *Agni*-Qualität. Voraussetzung dafür ist eine typgerechte Ernährung, die mit der richtigen Auswahl und Zu-

## Ausscheidungen als Indikatoren der Verdauung

### Stuhlgang

Ayurveda unterscheidet beim Stuhlgang zwischen voll verdauter Nahrung (*Pakva*) und nicht voll verdauter Nahrung (*Ama*):

**Pakva** schwimmt, nicht schleimig, normal schlechter Geruch

**Ama** sinkt im Wasser, übermäßig schleimig, riecht abnormal schlecht

### Einfluss auf Agni

Auch die *Doshas* manifestieren sich mit ihrem Einfluss auf *Agni* in den Ausscheidungen des Verdauungstraktes:

**Vata** bläulich, braun, schwarz, trocken

**Pitta** grün, gelb, rot, fauliger Geruch

**Kapha** weiß oder blass, schleimig, ölig

### Dosha-bezogene Symptome im Magen-Darm-Trakt

**Vata** Aufstoßen (klar), Blähungen, Bauchschmerzen, Darmgeräusche, Geschmacksverlust, Krämpfe, Trockenheit, Verstopfung, zusammenziehender Geschmack

**Pitta** Blutung, Brennen, Entzündung, Fäulnisprozesse, Hitze, (starker) Hunger, saurer/scharfer/bitterer Geschmack im Mund, Säurebildung, Stomatitis (Entzündungen der Mundschleimhaut)

**Kapha** Appetitlosigkeit, Klebrigkeit, Öligkeit, Schleim, schwerer süßlicher Geschmack, Übelkeit, (übermäßige) Speichelbildung, Völlegefühl

bereitung der Zutaten und *Agni*-anregenden Gewürze die Verdauungskraft stimuliert und von überschüssigen *Doshas* hervorgerufene Störfaktoren ausgleicht.

## Ama – Stoffwechselschlacken

Aus ayurvedischer Sicht gibt es vier Krankheitsfaktoren: Im Organismus sammeln sich die *Doshas* (zu viel *Vata*, *Pitta* oder *Kapha)* sowie von *Agni* produziertes *Ama* an. *Ama* sind Toxine. *Ama* wird wörtlich als »nicht gekocht« übersetzt. Verantwortlich für *Ama* ist ein schwaches und überlastetes *Agni*, das Teile der Nahrung nicht oder unzureichend transformiert hat, sodass diese keinen Eingang in den Stoffwechsel- und Energiekreislauf der Körpergewebe fanden. Da sie sich aber dennoch im Körper befinden, stellen sie eine Belastung für ihn dar und werden deshalb als Schlacken bezeichnet. Schlacken können sowohl verdauungsbedingt als auch als nicht vernichtete und abtransportierte Zellgifte und -trümmer anfallen. Sie können sich, selbst eine Störung darstellend, mit jedem *Dosha* verbinden und so den Grad der Belastung oder Krankheit erhöhen. Das wird als *Sama* (»mit *Ama*«) bzw. *Nirama* (»ohne *Ama*«) bezeichnet.

### Eigenschaften von Ama

Die Eigenschaften von *Ama* sind kalt, feucht, schwer, trübe, klebrig, übel riechend und unrein. Damit hat *Ama* diametral entgegengesetzt *Agni*-Qualitäten, welche den Körper auf vielfältige Weise belasten. Leiden wir unter *Ama*, so fühlen wir uns schwer und steif, haben eine schlechte Verdauung und leiden unter Übelkeit oder Appetitlosigkeit (was uns jedoch nicht vom Essen abhält …). Wir haben wenig Lebensenergie und neigen zu *Ama*-bedingten Beschwerden wie Verdauungsstörungen, Atemwegserkrankungen, Allergien, Rheuma oder Adipositas.

## Nahrung und Gewohnheiten, die Ama bilden

### Schwer verdauliche Nahrungsmittel

Unreife Früchte, ungekochte Nahrung, roher Fisch, fettiger Fisch, fettiges Fleisch (besonders Schweinefleisch), Wurst, Eier, Käse, fermentierte Milchprodukte, Sahne, Süßigkeiten, schwere Süß- und Mehlspeisen

### Essen zur falschen Zeit

- Zum Frühstück und Abendessen alle schweren, kalten und fettigen Nahrungsmittel meiden.
- Keine Nahrung einnehmen, bevor die vorherige Mahlzeit verdaut ist. Deshalb: Naschereien zwischendurch meiden.

### Essen mit der falschen Einstellung

Stress, Hektik und Streit vergiften unsere Verdauungskraft. Damit *Agni* gut brennt, benötigen wir frische Nahrung, die in angenehmer Atmosphäre an einem sauberen Platz eingenommen wird.

### Essen von falschen Kombinationen der Nahrungsmittel

- Milch zusammen mit Fisch, Fleisch, Eiern oder Wurst
- Milch mit sauren Früchten, Rettich oder Wassermelone
- Käse und fermentierte Milchprodukte (Buttermilch, Joghurt) zusammen mit sauren Früchten (Tomaten, saure Zitrusfrüchte, Beerenfrüchte)
- Milch mit Jaggery (Palmzucker), Mung-Dal, Blattgemüse, Wein, Sesamsamen, Sesamöl, Senf, Jackfrucht, Bananen und Granatäpfel
- Fleisch mit Sprossen, Honig oder Zuckerrohrprodukten (z. B. Schwein mit Jaggery)
- Fisch mit Milch, Buttermilch, Joghurt, Bananen, Honig und Rettich
- sehr heiße und kalte Speisen (z. B. Eis mit heißen Früchten)
- Ghee und Honig zu gleichen Teilen

Für die Bildung von *Ama* ist vor allem das schwache Verdauungs-feuer *Mandagni* verantwortlich. Essen wir zu viel, zur falschen Zeit oder im Stress, so wird *Agni* ebenfalls geschwächt, und *Ama* ent-steht. Weitere *Ama*-bildende Faktoren sind der Verzehr von kalten, schweren Nahrungsmitteln sowie falsche Nahrungsmittel-Kombi-nationen, welche im Stoffwechsel direkt *Ama* bilden, wie es der Kasten auf der Seite 36 zeigt.

## Dem Agni einheizen

Die richtige Ernährung hilft uns, das *Agni* anzukurbeln und Stoff-wechselschlacken zu meiden, bzw. zu beseitigen. Dabei ist eine konstitutionsgerechte Ernährung automatisch auf die individuel-len Bedürfnisse des *Dosha*-typischen *Agnis* abgestimmt und bildet die Grundlage einer jeden *Agni*-Therapie. Dem diätetischen Ein-satz des Geschmacks wird besonders große Bedeutung beigemes-sen, da dieser direkten Einfluss auf die *Doshas* und *Agni* nimmt: Für ein starkes Verdauungsfeuer braucht es ein gutes *Pitta*, wel-ches mit scharfen Gewürzen und salzigen oder sauren Speisen an-geregt wird und *Agni* entfacht. Auch bittere Speisen wirken an-regend auf *Agni*. Süße und zusammenziehende Speisen hingegen schwächen *Agni*.

### Reihenfolge während der Mahlzeit

In einem ayurvedischen Menü sollte die Mahlzeit mit den süßen und schweren Speisen beginnen, da diese die längste Verdauungszeit benötigen. Es folgt der Hauptgang mit allen anderen Geschmacks-richtungen. Am Ende sollte immer etwas Bitter-zusammenziehen-des die Mahlzeit abschließen. In Indien werden traditionell Betel-blätter mit Gewürzen gekaut. Stattdessen können auch angeröstete *Ajwain*-, Fenchel- und Sesamsamen oder ein schwarzer Tee oder Kaffee die Verdauung anregen.

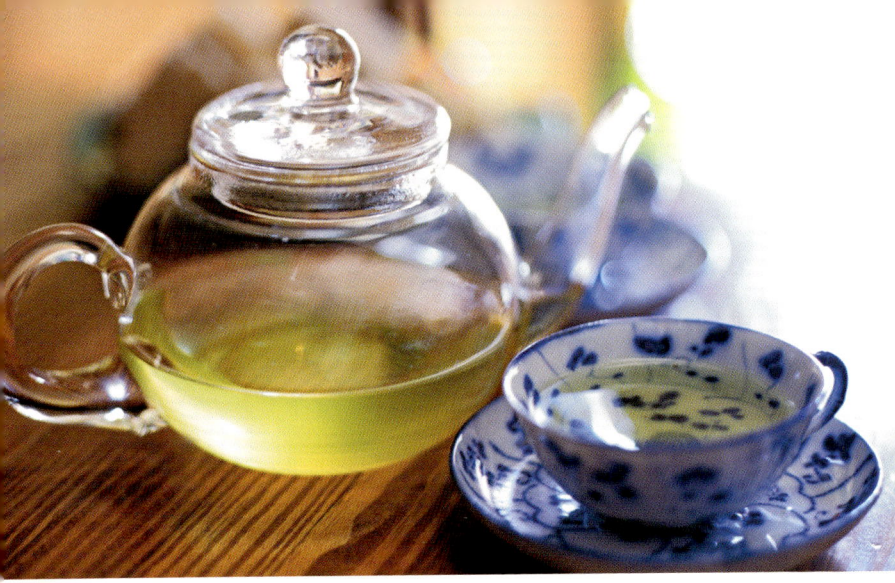

*Heißes Ingwerwasser und Gewürztees mit Pfeffer und Kreuzkümmel sollten zur Verdauungsstärkung vor dem Essen eingenommen werden.*

## Verdauungsstörungen ayurvedisch behandeln

Leidet unser Verdauungssystem unter Störungen – wie Blähungen, Durchfall, Verstopfung oder Magen-Darm-Reizungen – so lassen sich diese auf den Missstand der *Doshas* und *Agni* zurückführen. Neben einer typgerechten Ernährung und *Agni*-ausgleichenden Empfehlungen helfen auch Gewürz- und Kräuterrezepturen.

**Vata-Störung** Immer dann, wenn sich die Symptome der Verdauungsstörungen mit zu viel Trockenheit, Kälte und Blockaden manifestieren, liegt eine *Vata*-Störung vor. Zum Ausgleich von Blähungen oder Verstopfung sollten regelmäßige Mahlzeiten mit warmen, saftig gekochten Speisen bevorzugt werden und auf genügend Flüssigkeitszufuhr in Form von warmem Wasser oder gesüßtem Kräutertee zwischen den Mahlzeiten geachtet werden. Als sehr gute Nahrungsergänzung gegen Blähungen empfiehlt sich die Einnahmen einer Gewürzmischung namens *Hingvashtaka Churna* sowie die bekannte Kräutermischung *Triphala* vor dem Essen.

**Pitta-Störung** Alle Verdauungsbeschwerden, die von zu viel Hitze und Säure gekennzeichnet sind (Durchfall, Sod- und Magenbrennen) zählen zu den typischen *Pitta*-Störungen. Hier sollten konsequent alle sauren, scharfen und heißen Speisen gemieden werden. Der regelmäßige Genuss von Milch, Ghee, Kartoffeln sowie kühlenden Gewürzen und Kräutern wie Kurkuma, Kardamom, Koriander oder *Shatavari* (Spargelwurzel) schenkt direkte Linderung.

**Kapha-Störung** Sind die Verdauung und der Stoffwechsel sehr träge, und resultieren daraus Darmträgheit oder Übergewicht, so braucht es scharfe Gewürze und erhitzende Kräuter, um das durch *Kapha* erhöhte *Mandagni* wieder auf Trab zu bringen. Kleine Mahlzeiten, welche langsam gegessen und gut gekaut werden, sollten mit viel Ingwer, Pfeffer oder Senfsamen zubereitet werden. Die zu-

---

## Kräuterrezepturen in der Agni-Therapie

Um *Agni* in seinen Funktionen zu stärken, werden im Ayurveda auch spezielle Nahrungsergänzungen eingesetzt:

**Hingvashtaka Churna** ist optimal zum Ausgleich von *Vata*-bedingten *Agni*-Störungen. Mit Ghee kurz erhitzen, mit etwas Wasser auffüllen und vor dem Essen einnehmen.

**Trikatu** ist eine wirkungsvolle Gewürzmischung aus Indischem langen Pfeffer (lat. *Piper longum*), schwarzen Pfeffer (lat. *Piper nigrum*) und Ingwer. Sie sollte mit Honig eingenommen werden. Bereits eine kleine Menge für kurze Zeit kann helfen, ein schwaches *Agni* wieder neu zu entfachen.

**Triphala** ist mild entgiftend, führt zu Bewegung im Darm, erhöht *Agni* und öffnet die *Srotas*. Es wirkt nicht direkt *Ama*-ausleitend, unterstützt jedoch die gesamte Ausleitung. Die milde Nahrungsergänzung setzt sich aus den drei Früchten *Amalaki*, *Bibitaki* und *Haritaki* zusammen und wird zur Reinigung und Verdauungsförderung empfohlen.

sätzliche Einnahme der ayurvedischen Rezepturen *Trikatu* und *Triphala* entlastet den Stoffwechsel und hilft, *Ama* zu vermeiden, bzw. zu beseitigen.

## Rezepte für ein ausgeglichenes Agni

**Agni-Trunk** Zur Stärkung des Verdauungsfeuers empfiehlt die diätetische Ayurveda-Küche einen kleinen *Agni*-Trunk vor dem Mittagessen. Für eine Portion 1 Scheibe frischen Ingwer (ca. 1 Zentimeter dick), 1 Teelöffel Kreuzkümmelsamen (Cumin), 3 bis 4 Pfefferkörner und 1 Messerspitze Steinsalz mit 250 Milliliter Wasser in einem kleinen Topf erhitzen und so lange köcheln lassen, bis ein Drittel der Flüssigkeit eingekocht ist. Etwas abkühlen lassen und ca. 10 Minuten vor dem Essen in kleinen Schlückchen trinken.

**Ingwer-Chutney** Dieses trockene Chutney wird in kleinen Mengen (ca. 1 Teelöffel) zum Essen eingenommen. Es ist appetit- und verdauungsanregend und hilft bei Verstopfung. Dazu 2 Esslöffel frischen Ingwer schälen, in Stücke schneiden und mit 1 Esslöffel Rosinen und 1 Esslöffel gehacktem Korianderkraut in einem Mixer grob hacken. Mit dem Saft von 1 Zitrone, 1 Teelöffel braunem Vollrohrzucker und je 1 Messerspitze Steinsalz und Kreuzkümmel würzen.

## Ayurveda-Empfehlungen, um Agni anzuregen

■ Essen Sie nicht zu viel. Optimal ist es, wenn Sie den Magen zu einer Mahlzeit nur zu maximal drei Viertel füllen.

■ Trinken Sie während des Essens keine kalten Getränke und beenden Sie das Essen mit etwas Bitterem.

■ Am besten stärken Sie *Agni* durch scharfe Gewürze und kurzzeitiges Fasten (eine Mahlzeit ausfallen lassen oder einen Fastentag einlegen).

# CHIKITSA
## DIE AYURVEDA-MEDIZIN

**Die Ayurveda-Medizin ist ein ganzheitliches Heilsystem, welches auf einer langen Tradition beruht. Es stellt den einzelnen Menschen mit seinem körperlichen, geistigen und seelischen Zustand in den Mittelpunkt der Betrachtung und behandelt jede Erkrankung auf individuelle Art.**

In der Ayurveda-Medizin sind Prävention und Psychosomatik tragende Säulen, die mit Hilfe einer großen Anzahl unterschiedlicher Therapiemethoden – wie Ausleitungsverfahren, Kräuter-, Ernährungs- und Manualtherapien – Ursachen und Symptome von Krankheiten verhindern und behandeln.

Um Krankheiten zu diagnostizieren, setzt die Ayurveda-Medizin acht bis zwölf verschiedene Diagnoseverfahren ein, um den Zustand des Patienten zu ermitteln. Am populärsten ist die ayurvedische Pulsdiagnose, mit deren Hilfe die individuelle Konstitution mit ihren Störungen »gelesen« werden kann. Ergänzend dazu helfen eine gründliche Befragung und Betrachtung des Patienten, welche auch eine Antlitz- und Zungendiagnose mit einschließt, um das ganzheitliche Bild über die Konstitution, Gesundheit bzw. Krankheit des Menschen zu vervollständigen. Darauf abgestimmt wird nun der Therapieplan erstellt: Dieser hat zum Ziel, die Krankheitsursachen mittels Reinigungsverfahren aus dem Körper zu eliminieren und durch sanfte Aufbautherapien die Gesundheit des Körpers wieder herzustellen. Dabei kommen folgende Behandlungsmethoden zum Einsatz:

**Pancakarma** intensive Ausleitungsverfahren, welche kurativ oder ambulant angewendet werden können.

**Dravyaguna** Pharmakologie und Phytotherapie mit pflanzlichen, tierischen und metallischen Präparaten.

**Abhyanga** Ayurvedische Massagen, Ölbehandlungen und Manualtherapie zur Reinigung und zur Regeneration.

**Ahara** und **Vihara** Diätetik und Ordnungstherapie, welche individuell auf die Konstitution abgestimmt werden.

**Sattvavajaya** Psychologische Ayurveda-Therapien für das mentale Gleichgewicht.

## Ayurvedisches Behandlungskonzept

Das ayurvedische Behandlungskonzept beruht auf drei Säulen:

**Nidana Pariarjanam – Vermeidung der Ursache** Viele Krankheiten können behandelt werden, indem die Aktivitäten und die Ernährung, welche auf die Krankheit begünstigend wirkten, vermieden werden. So kann z. B. eine sehr schwierige Erkrankung wie Migräne durch das bloße Vermeiden von sauren, heißen und scharfen Nahrungsmitteln mit beachtlichem Erfolg behandelt werden.

**Samshodanam – Reinigung** Um krankheitsverursachende Faktoren aus dem Körper zu entfernen, bedient sich die Ayurveda-Heilkunde sehr wirkungsvoller Reinigungstherapien wie Ölung (*Snehana*), Schwitzen (*Svedana*) und Ausleitungstherapien (*Pancakarma*).

**Samshamanam – Besänftigung** Die besänftigenden Therapien werden immer dann angewendet, wenn der Patient zu schwach für eine intensive Reinigungstherapie (*Samshodanam*) ist. Ebenso dienen sie als Aufbaukur und Gesundheitsprophylaxe und umfassen gesunde Nahrung (*Ahara*), gesunde Aktivitäten (*Vihara*) und pflanzliche Heilmittel (*Aushadha*).

## Acht Fächer der Ayurveda-Medizin

Von alters her wird die ayurvedische Medizin in acht Fächer gegliedert:

1. Allgemeine Medizin (*Kayacikitsa*)
2. Kinderheilkunde, Pädiatrie (*Balacikitsa*)
3. Psychiatrie (*Bhutavidya*)
4. Augen-, Hals-, Nasen-, Ohrenheilkunde (*Salakyatantra*)
5. Chirurgie (*Salyatantra*)
6. Toxikologie (*Agadatantra*)
7. Verjüngungslehre, Geriatrie (*Rasayana*)
8. Sexualheilkunde (*Vaijikarana*)

# Krankheiten ganzheitlich behandeln

Krankheit wird im Ayurveda als die »Disharmonie des inneren Gleichgewichts« und als der »Kontakt mit Schmerz« definiert. Wenn der natürliche *Dosha*-Zustand (*Prakriti*) mit einem krank machenden Faktor (*Hetu*) in Berührung kommt, führt dies zur Erkrankung. Je nach Konstitutionsneigung reagiert der Organismus unterschiedlich stark auf die äußeren Belastungsfaktoren und benötigt zum Ausgleich eine typgerechte Behandlung.

Alle ayurvedischen Therapiekonzepte zielen darauf ab, den Menschen in seiner individuellen Natur (*Prakriti*) zu stärken und seine Störungen (*Vikriti*) zu beseitigen. Hierbei wird dem Erkennen der krankheitsauslösenden Ursachen (*Hetu*) und den darauf abgestimmten Behandlungsweisen (*Aushadha*) weit mehr Aufmerksamkeit gewidmet, als den einzelnen Symptomen (*Linga*). Denn nicht das Wissen um den Namen und die Symptome einer Krankheit heilt, sondern das Beseitigen der Ursachen. Der Mensch wird dabei ganzheitlich betrachtet.

Der individuelle Therapieansatz des Ayurveda macht es möglich, dass zwei Patienten mit gleichem Beschwerdebild unterschiedliche Behandlungen für ihren Heilungsweg erhalten, die ihrem Konstitutionstyp entsprechen.

## Klassische Unterscheidung von Krankheiten

**Innere Erkrankungen** Diese resultieren aus der Störung der *Doshas* und *Dhatus*. Sie werden medizinisch mit Reinigungstherapien (*Pancakarma*), Heilkräutern (*Dravyaguna*) und gesundheitsfördernden Maßnahmen (*Svastavritta*) behandelt.

**Äußere Erkrankungen** Diese resultieren aus äußeren Einflüssen wie Unfälle, Insektenstiche oder Gewalteinwirkungen. Sie werden mit manuellen Therapien behandelt. Manche benötigen auch eine chirurgische Behandlung.

**Psychische Erkrankungen** Diese manifestieren sich aus negativen Gedanken und Gefühlen. Ihre häufigsten Auslöser sind andauernde Angst, Kummer, Zorn, Hass und Grausamkeit. Sie werden mit den psychologischen und spirituellen Therapien (*Sattvavajaya*) behandelt.

**Natürliche Erkrankungen** Diese werden durch Alterserscheinungen, Geburt und Tod verursacht. Es kommen präventive und regenerative Maßnahmen des Yoga und *Rasayanas* zum Einsatz.

## Vier Säulen der Therapie

Ein Heilungsprozess basiert aus ayurvedischer Sicht auf der Wiederherstellung des körperlichen und mentalen Gleichgewichts, um einen ausgewogenen Funktions- und Nährzustand von *Doshas*, *Agni* und *Dhatus* zu erwirken. Dazu werden vier Säulen der Therapie genannt, welche unersetzbar für einen erfolgreichen Behandlungsverlauf sind: das harmonische Zusammenspiel von Arzt, Patient, Heilmittel und medizinischem Personal.

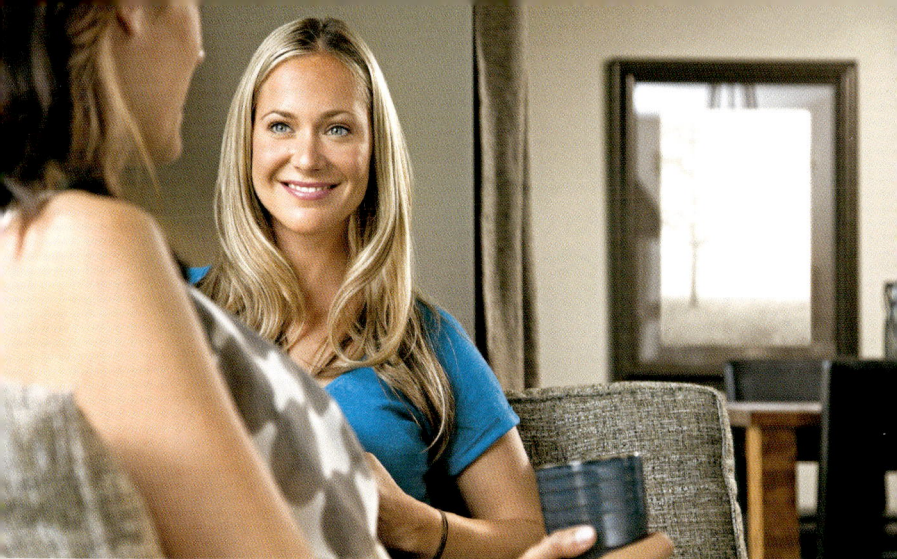

*Fundierte Untersuchungsmethoden und eine ganzheitliche Gesprächsführung sind das A und O einer qualifizierten Ayurveda-Konsultation.*

- Der Arzt sollte über ein exzellentes, theoretisches Wissen und umfangreiche Praxiserfahrung verfügen und sich durch Geschicklichkeit, Fleiß und Reinlichkeit auszeichnen.
- Heilmittel sollten sich durch ihre hohe Wirksamkeit und ein breites Einsatzspektrum auszeichnen, die Heilung des Krankheitsprozesses fördern und für den Patienten verträglich sein.
- Medizinisches Fachpersonal und Therapeuten sollten über Fachkenntnis, Geschicklichkeit, Fleiß, Mitgefühl, Reinlichkeit und Zuneigung zum Patienten verfügen.
- Der Patient sollte sich auszeichnen durch: Folgsamkeit, Kommunikationsfähigkeit, Erinnerungsvermögen und mentale Stärke.

## Samprati – Die Entstehung von Krankheiten

Ayurveda beschreibt einen Krankheitsprozess in sechs Stadien. Als Ursache für alle Beschwerdebilder steigert sich in den ersten drei Krankheitsstufen eine Störung der *Doshas* und *Agni*. Ab dem vierten Krankheitsstadium werden diese Dysbalancen symptomatisch und manifestieren sich in den Geweben und Organsystemen.

Die Krankheitsstufen der Pathogenese werden im Ayurveda *Samprati* genannt:

**1. Stadium** Ein *Dosha* ist erhöht, gestaut oder geschwächt. Ein krankheitsauslösender Faktor setzt sich im Körper fest. Dessen Ursache kann geringfügig sein, wie z. B. eine unpassende Mahlzeit, ein Wettersturz oder mentale Überbelastung.

**2. Stadium** Die *Dosha*-Störung festigt sich. Das angesammelte *Dosha* zeigt nun die ersten Symptome durch seine nun überbetonten Eigenschaften wie z. B. trockene oder sensible Haut, Nervosität, Müdigkeit o. Ä.

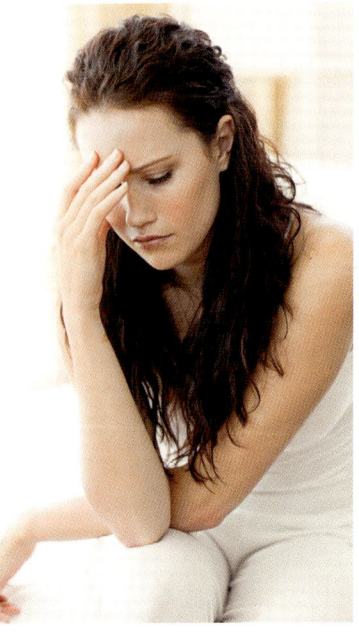

**3. Stadium** Die Störungen verteilen sich im ganzen Körper. Das gestörte *Dosha* beeinträchtigt nun auch andere Körperfunktionen. Dabei ist nicht zu übersehen, dass man etwas »ausbrütet«.

**4. Stadium** Die gestörten *Dosha*-Energien lokalisieren sich in den Körpergeweben. Nun treten konkrete Krankheitssymptome in den Körpergeweben auf, und die Krankheit wird offensichtlich erkennbar.

**5. Stadium** Die Krankheit nimmt spezifische Formen an. Der Körper ist schwach und überempfindlich. Das Krankheitsbild ist klar erkennbar und bedrohlich.

**6. Stadium** Das Abwehrsystem des Körpers kann die Krankheit besiegen oder unterliegt ihr. In diesem Falle wird die Krankheit chronisch, führt zur Invalidität oder zum Tod.

*Dosha-Störungen manifestieren sich erst ab der 4. Stufe in Krankheitsbildern.*

## Ein Beispiel aus der Praxis

Wie sich dieser sechstufige Prozess der Krankheitsentstehung in der Praxis auswirken kann, soll das folgende Beispiel demonstrieren: Stellen wir uns eine Person mit einer *Pitta*-Konstitution vor. Sie liebt sehr scharfes Essen und trinkt regelmäßig Alkohol. Eines Tags fühlt sie in ihrem Bauch ein leichtes Unwohlsein und ein Gefühl von Hitze (erstes Stadium). Sie ignoriert dies jedoch und kümmert sich nicht um dieses Alarmsignal. Nach einigen Tagen fühlt sie ein saures Aufstoßen, aber sie achtet nicht weiter darauf und ändert ihre Essgewohnheiten nicht (zweites Stadium). Mit der Zeit entwickelt sie ein immer stärkeres Aufstoßen mit Brennen in Brust und Rachen (drittes Stadium). Sie unternimmt immer noch nichts. Nach einiger Zeit bekommt sie Bauchschmerzen und geht zum Arzt. Nach der Untersuchung vermutet der Arzt eine beginnende Magenschleimhautentzündung (viertes Stadium) und rät ihr, ihre Essgewohnheiten zu ändern. Dies tut sie jedoch nicht. Das Problem verstärkt sich. Die Schmerzen werden stärker. Beim nächsten Arztbesuch entdeckt dieser ein Geschwür im Magen-Darm-Bereich (fünftes Stadium). Wieder warnt sie der Arzt vor den ernsten Folgen, doch sie ignoriert die Warnung. Eines Tages wurde sie, nach heftigen Schmerzen, Erbrechen und mit aufgeblähtem Bauch, in die Notfallaufnahme eines Krankenhauses gebracht. Dort musste sie sich einer Operation unterziehen, da eine Perforation des Zwölffingerdarms – der erste kurze Abschnitt des Dünndarms – bei ihr diagnostiziert wurde (sechstes Stadium).

# Hetu – Die Ursachen von Krankheiten

Der erste Schritt einer jeden Ayurveda-Therapie ist das Erkennen der Krankheitsursachen (*Hetu*), um diese anschließend mit unseren holistischen Therapieansätzen zu vermeiden.

Die häufigsten Ursachen und krankheitsauslösenden Faktoren werden in den ayurvedischen Schriften folgendermaßen aufgeführt:

**Artha** Ein übermäßiger, zu geringer oder falscher Gebrauch der Sinne,

**Karma** Falsche Handlungen auf der mentalen, verbalen und physischen Ebene,

**Kala** abnorme oder mangelnde Ausprägung der Jahreszeiten und ihrer Qualitäten.

## Äußere Krankheitsursachen

Viele ganz normale Arbeits- und Lebensbedingungen stellen aus ayurvedischer Sicht bereits ausgeprägte Krankheitsursachen dar. So gehören zum Beispiel das übermäßige Betrachten von kleinen Objekten, wie es die Arbeit am Computer auslöst, oder das andauernde Sprechen, wie es Lehrer, Verkäufer oder Mitarbeiter im Telefonmarketing leisten müssen, zu den häufigsten Krankheitsursachen. Sie führen unweigerlich zu *Vata*-Störungen. Ebenso belastet das Unterdrücken der natürlichen Bedürfnisse, wie Schlafen, Blasen- oder Darmentleerung, bei vielen Berufsgruppen mit Schicht- oder Außendienst die Gesundheit. Hinzu kommt Fast-Food mit Nahrungsmittelzusätzen, Konservierungsstoffen und Geschmacksverstärkern, welches den Organismus auf vielfältigste Weise belastet und für viele *Vata-Kapha*-Erkrankungen verantwortlich ist. Überhitzte Räume, Stress und fermentierte Speisen hingegen produzieren *Pitta*-Störungen, während Bewegungsmangel und Nahrungsüberfluss die Hauptursache für *Kapha*-Erkrankungen darstellen. Auch das viele Reisen mit den damit verbundenen Veränderungen von Zeitzonen, Klima und Jahreszeit sowie die »Rund-um-die-Uhr-Verfügbarkeit« vieler Berufe stellen eine große Belastung für den Organismus dar, welche alle *Doshas* und das gesamte Immunsystem aus dem Takt bringt.

Viele der aufgeführten Krankheitsursachen werden von unserem modernen Lebensstil diktiert und können nicht einfach verändert werden. Umso wichtiger ist es jedoch, sich der täglichen Belastungsfaktoren bewusst zu sein und ausgleichende Maßnahmen zu ergreifen. Setzen wir gezielte Ernährungs- und Verhaltensänderungen zur präventiven Gesundheitsstärkung ein, so kann uns dies vor fortgeschrittenen Störungen, die sich in weit entsprechenden Krankheitsbildern manifestieren, schützen.

## Drei Ayurveda-Empfehlungen, um Krankheiten vorzubeugen

■ Beobachten Sie den Zustand Ihres Körpers und Ihrer Psyche aufmerksam. Reagieren Sie frühzeitig auf Veränderungen Ihres *Dosha*-Gleichgewichts (vor der vierten Krankheitsstufe).

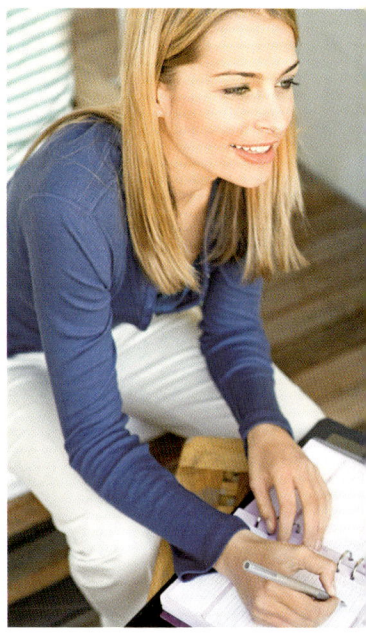

*Ernährung und Lebensrhythmus beeinflussen die Abwehrkräfte.*

■ Sorgen Sie für Ausgleich Ihrer überreizten Sinnesorgane. Wer täglich von Lärm umgeben ist, sollte sich zur Entspannung etwas Stille gönnen. Wer die Augen den ganzen Tag am Computer anstrengt, sollte seine Freizeit nicht vor dem Fernseher verbringen. Vermeiden Sie es, nach Feierabend Dienstliches zu bearbeiten.

■ Achten Sie auf einen regelmäßigen Lebensrhythmus mit festen Arbeits-, Entspannungs- und Schlafphasen. Ayurveda empfiehlt für die Gesundheit, täglich acht Stunden für die Arbeit, acht Stunden für Hobbys und Freizeitaktivitäten und acht Stunden für den Schlaf zu verwenden.

# PANCAKARMA
## REINIGUNGSKUREN FÜR DIE GESUNDHEIT

**Immer mehr Menschen haben bereits eine Ayurveda-Kur in Indien, Sri Lanka oder Europa gemacht und konnten hier die Behandlungsmethoden des Pancakarma am eigenen Leib spüren. Das bekannte Kurkonzept beinhaltet ein komplexes System mit fünf (Panc) Handlungen (Karma), die der Ausleitung von toxischen Substanzen, Stoffwechselschlacken und Krankheitsursachen dienen.**

Unter Pancakarma versteht man im Ayurveda eine Gruppe von wirkungsvollen Therapien, durch die der Körper auf allen Ebenen entgiftet und befreit werden kann. Diese wirkungseffektiven Reinigungsmethoden werden auch als »Intelligenz des Ayurveda« bezeichnet und schauen auf eine jahrhundertalte Tradition zurück. Sie stellen eine optimale Therapie gegen schwere und chronische Erkrankungen dar, können aber auch von Gesunden als gesundheitsstärkende und verjüngende Präventionsmaßnahme eingesetzt werden. Die Kuren benötigen einen Zeitraum von zwei bis acht Wochen, um zufriedenstellende Ergebnisse zu erzielen. Je schwerer und langwieriger sich das Beschwerdebild auszeichnet, umso länger muss das *Pancakarma*-Programm durchgeführt werden.

Zu den Ausleitungsverfahren des *Pancakarma* zählen:

- Vamana (therapeutisches Erbrechen)
- Virecana (Abführen)
- Anuvasana (ölige Einläufe)
- Asthapana oder Niruha (Einläufe mit Dekokten)
- Nasya (nasokraniale Reinigung)

## Wem hilft Pancakarma?

Eine »echte« *Pancakarma*-Kur ist immer ein medizinisch ausgerichtetes Kurprogramm unter Aufsicht eines Arztes oder Heilpraktikers. Seriöse Ayurveda-Kliniken und Kurhäuser empfehlen ausdrücklich, vor Kurantritt ein Gespräch mit dem leitenden Ayurveda-Mediziner zu führen, um den möglichen Behandlungserfolg bereits im Vorfeld auszuloten. Denn nicht für alle Krankheitsbilder ist *Pancakarma* gleichermaßen gut geeignet. Hervorragende Ergebnisse erzielen die intensiven Reinigungsverfahren bei allen chronischen und hartnäckigen Erkrankungen und bei psychosomatisch bedingten Beschwerden, wie beispielsweise alle Hauterkrankungen, Verdauungsstörungen, Auto-Immunerkrankungen, Impotenz, Tinnitus oder Schlaflosigkeit. Auch Herzerkrankungen, Diabetes mellitus (»Zuckerkrankheit«) oder Störungen des Bewegungsapparats können mit einer abgeschwächten Ausleitungsform sehr gut behandelt werden.

# Ablauf einer Pancakarma-Kur

Die ausleitenden Therapien des medizinischen Erbrechens (*Vamana*), des Abführens (*Virecana*) und der Einläufe (*Basti*) reinigen nicht nur den Verdauungstrakt. Durch Vorbereitungen, Ausleitungen und Nachbehandlungen sind sie in der Lage, den gesamten Körper – und rückkoppelnd auch den Geist – nachhaltig zu erneuern.

Die *Pancakarma*-Therapien werden in drei Phasen eingeteilt, die auf den individuellen Zustand des Patienten abgestimmt und mit größter Sorgfalt durchgeführt werden.

## Purvakarma – die Vorbereitungsphase

*Purvakarma*, die Vorbereitungsphase, beinhaltet die Untersuchung des Patienten auf Eignung für die einzelnen Karmas sowie Beurteilung von seiner Krankheit. Bei Vorhandensein von *Ama* wird die Kur mit einer leichten Diät, Fasten und *Agni*-Anregung begonnen (*Langhana*, *Pacana*). Hat sich kein *Ama* im Körper manifestiert, so kann direkt mit der inneren und äußeren Ölung (*Snehana*) begonnen werden: Hierzu nimmt der Patient als innere Ölung am Mor-

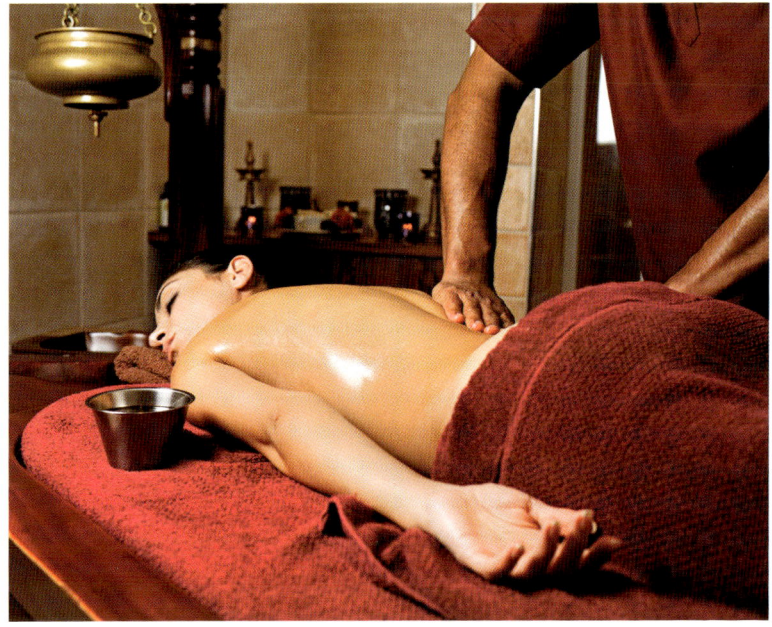

*Ayurvedische Ölmassagen werden individuell auf Vikriti abgestimmt.*

gen eine täglich gesteigerte Menge flüssiges Ghee zu sich und erhält Ölmassagen und Schwitzbäder als äußere Ölung. Ziel dieser Therapien ist das Lösen der angesammelten *Doshas* aus den *Dhatus* (Geweben) und *Srotas* (Kanälen) sowie die Mobilisation und der Rücktransport der drei *Doshas* in den inneren Verdauungtrakt.

## Pradhanakarma – die Hauptphase

In den Hauptbehandlungen der *Pancakarma*-Therapie (*Pradhanakarma*) werden die *Doshas* – genauer die Substanzen, die im Körper ein *Dosha*-förderndes Milieu erzeugen – aus dem Körper eliminiert. Mit Hilfe der einzelnen *Karmas* (Ausleitungsverfahren) werden alle aus den Geweben gelösten Störfaktoren ausgeleitet. Begleitet werden die einzelnen Reinigungstechniken von einer speziellen Fastenkost, bestehend aus Reis, Mungbohnen oder Getreideflocken. Vor jeder großen *Pancakarma*-Anwendung, wie z. B. *Vamana* (Erbrechen) und *Virecana* (Abführen), werden ayurvedische Ölmassagen und Schwitzkuren als Vorbehandlungen durchgeführt.

**Vamana** Die Therapieform des medizinischen Erbrechens ist ein exzellentes Mittel, um *Kapha*-Störungen aus dem Körper zu beseitigen, etwa wenn Erkältungen, Hauterkrankungen, Husten, Asthma, Schilddrüsenschwellungen, Diabetes mellitus, Psychosen, Tumoren und Fettleibigkeit vorliegen.

**Virecana** Die Therapieform des Abführens (*Virecana*) ist die optimale Therapie, um alle *Pitta*-Störungen aus dem Körper zu beseitigen. Sie wird mit Hilfe von abführenden Medikamenten (hauptsächlich Rizinusöl und Sennesblätter) durchgeführt und wirkt erfolgreich bei Fieber, Hauterkrankungen, Diabetes mellitus, Analfisteln, Hämorrhoiden, Erkrankungen von Leber und Milz, Tumoren, Zysten, Schilddrüsenschwellungen, Wurmbefall, Gelbsucht, Lymphadenitis, Epilepsie, Psychosen, Gefäßerkrankungen, Sehstörungen, Abszessen oder chronisch nicht heilenden Wunden.

**Basti** Mit den Einläufen (*Basti*) wird vor allem der Darm auf sehr sanfte Weise gereinigt. Dies ist die optimale Therapie, um *Vata*-Störungen aus dem Körper zu beseitigen und die daraus resultierenden *Vata*-Krankheiten wie z. B. Lähmungen, Verdauungsstörungen, Blähungen, Taubheit, Bauchschmerzen, Gelenkschmerzen, Herzerkrankungen, Psychosen, Rückenschmerzen, Menstruationsstörungen und Auszehrung zu behandeln. Die Einläufe sind in der Regel sehr sanft und für jedermann verträglich, doch bei Husten, Darmverschluss, Hämorrhoiden sowie ab dem siebten Monat der Schwangerschaft sollten sie gemieden werden.

**Nasya** Im Ayurveda werden die Nasenlöcher als Pforte des Schädels betrachtet. Durch die Verabreichung von Medikamenten und Ölen durch die Nase (*Nasya*) können Beschwerden wie Steifigkeit in Kopf und Nacken, chronische Erkältung, Erkrankungen der Augen, Kopfschmerzen, chronische Sinusitis sowie Erkrankungen von Kopf, Hals, Nase, Ohren und des Gehirns behandelt werden.

## Pashchatkarma – die Aufbauphase

Die Aufbauphase ist primär von sanften, regenerativen Ölmassagen, Öl-Einläufen sowie spezieller Ernährungs- und Kräutertherapie geprägt. Körper und Geist erhalten nun alle Maßnahmen und Medikamente, um ihre Selbstheilungskräfte zu mobilisieren und neue Gesundheit zu erlangen.

# Ayurveda-Kuren im Vergleich

Ayurveda-Kuren gibt es mittlerweile überall: Vom Fünf-Sterne-Hotel an der Nordsee oder auf Mallorca bis zur einfachen Pension im Allgäu, von einer kleinen Hütte im Dschungel von Kerala bis zum Klinikaufenthalt in einer indischen Metropole. Um den passenden Ort für einen erholsamen und erfolgreichen Kuraufenthalt auszuwählen, sollten verschiedene Angebote verglichen werden, um das Richtige auszusuchen. Unter anderem stellt sich die Frage, auf welchem Schwerpunkt die Behandlung liegen sollte.

## Kurangebote mit medizinischer Ausrichtung

Wie schon erwähnt, ist *Pancakarma* eine medizinisch ausgerichtete Methode, die einen disziplinierten und therapeutisch qualifizierten Ablauf benötigt. Für die Kur-Diät, Manualtherapien und ausleitenden Verfahren braucht es Ruhe, Konzentration und Abgeschiedenheit. So benötigt eine klassische *Pancakarma*-Kur unter ärztlicher Leitung optimalerweise einen geschmackvoll gestalteten und ruhigen Rahmen mit klinischem Setting und Retreat-Charakter. Dreh- und Angelpunkt einer jeden Kur ist der Arzt mit seinem The-

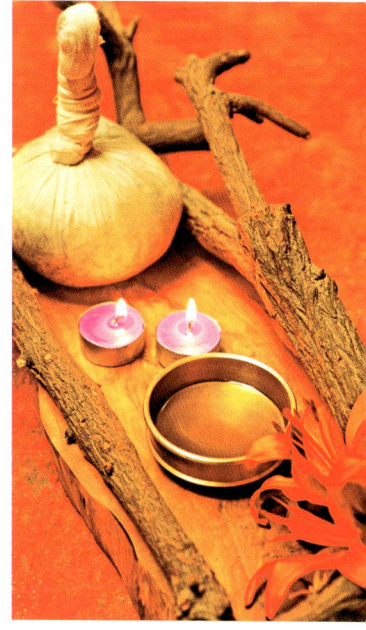

*Frische Kräuter und Gewürze dienen dem Heilungsprozess innerlich und äußerlich.*

rapeutenteam, von dem alle über eine umfassende Ausbildung, Praxiserfahrung und Einfühlungsvermögen verfügen sollten. Während des Kuraufenthalts erhält der Patient täglich medizinische Konsultation und mehrere therapeutische Anwendungen und eine strenge Diät. Die Kur-Regeln werden von dem Gesundheitszustand diktiert: So raten die traditionellen *Pancakarma*-Regeln dem Patienten davon ab, während seiner Kur laut zu sprechen, zu arbeiten, sich zu viel oder zu wenig zu bewegen, am Tage zu schlafen, sich sexuell zu betätigen oder seine Ernährungsregeln nicht zu befolgen. All dies dient dem therapeutischen Kurerfolg.

### Kurangebote mit Wellnesscharakter

In einer Ayurveda-Wellness-Kur werden dagegen andere Schwerpunkte gesetzt: Hier steht das ganzheitliche Wohlbefinden des Patienten im Vordergrund. Alle Ölbehandlungen, Massagen und Ernährungsregeln dienen dem sanften Ausgleich der individuellen Konstitution und sollen Körper, Geist und Seele verwöhnen. Spe-

## Ayurveda in Asien und Europa im Vergleich

| Ayurveda im Mutterland | Ayurveda im Ursprungsland |
|---|---|
| Ärzte und Therapeuten, welche die hiesigen Lebensbedingungen kennen und die Ayurveda-Therapie darauf abstimmen | Ärzte und Therapeuten, welche Ayurveda als Teil ihrer Kultur kennen und weitergeben |
| Nach westlichen Qualitätskriterien kontrollierte Ayurveda-Öle, -Kräuter und -Präparate | Eine große Auswahl an Ayurveda-Ölen, -Kräutern und -Präparaten, meist jedoch nicht nach westlichen Qualitätskriterien hergestellt und kontrolliert |
| Kein Klima- und Zeitwechsel, dafür kürzere umweltschonendere Anreise | Meist sommerliche Temperaturen, landestypische Flora und Fauna sowie Exotik-Flair im Ayurveda-Resort |
| Einige Privat-Krankenkassen erstatten Leistungen von Ayurveda-Kuren unter ärztlicher Leitung zurück | Statt einer üblichen Urlaubsreise ist eine Ayurveda-Kur ein Aktivurlaub mit Wohlfühl- und Gesundheitsfaktor |
| Gesunde Ayurveda-Küche, welche meist auch regionale Produkte und Ernährungsgewohnheiten berücksichtigt | Indische Küche, welche die ayurvedischen Prinzipien und Diätkonzepte berücksichtigt |

ziell in Kurangeboten mit westlich ausgebildeten Ayurveda-Thera-peuten gehen die Behandlungen und Kurkonzepte intensiv auf die psychischen und psychosomatischen Belastungsfaktoren des Kur-gastes ein. Eine gute Ayurveda-Wellness-Kur zeichnet sich durch eine ausführliche Anamnese und Konstitutionsbestimmung am An-fang der Kur, einen typgerechten Behandlungsplan, hochwertige Massageöle und qualifizierte Therapeuten aus. Eine medizinische Konsultation oder Begleitung ist nicht unbedingt erforderlich.

## Kleine Reinigungskur für zu Hause

Nicht jeder hat die Zeit und das Geld für eine *Pancakarma*-Kur. Wer sich dennoch reinigen möchte, der kann einige der *Pancakarma*-Verfahren auch zu Hause anwenden. Ob als Ayurveda-Reini-gungstag oder -Wochenende – immer sollte die Auszeit von Ruhe, Entspannung und innerer Einkehr begleitet sein. Um Schlackstoffe auszuscheiden, wird auf eine leicht verdauliche Diät geachtet, und es werden sanfte Variationen der Ausleitungsverfahren praktiziert.

## Rezepte für den Reinigungstag

**Vilepi,** eine dünne Reissuppe, ist eine klassische Rezeptur, welche morgens und abends an einem Fasten-oder Reinigungstag einge-nommen wird. Dazu einen Topf erhitzen und 1 Esslöffel Basmati-reis 2 bis 3 Minuten darin trocken anrösten. ¼ TL Kreuzkümmel-samen (Cumin), je 1 Messerspitze *Hing (Asafoetida)*, schwarzen Pfeffer und Steinsalz sowie 500 Milliliter Wasser hinzufügen und zum Kochen bringen. Zugedeckt ca. 25 Minuten sanft köcheln las-sen, bis der Reis ganz weich ist. Die Reisbrühe mit den gekochten Reiskörnern als Suppe trinken. Je nach Geschmack können auch noch etwas mehr Gewürze verwendet werden.

# Ausleitungstechniken in der Selbstanwendung

## Nährender Öleinlauf (*Anuvasana Basti*) vor dem Schlafengehen

Ein kleiner Nähreinlauf (*Basti*) hilft, dass *Vata* zu beruhigen, das Nervensystem zu stabilisieren und den Stress abzubauen. Für einen Öleinlauf wird etwas Öl erwärmt und mit einer Einlaufspritze in den Anus eingeführt. Der Körper behält das Öl inne und scheidet den nicht resorbierten Rest erst am Morgen mit dem Stuhlgang aus. Geeignete Spritzen und Einlaufschläuche sind in jeder Apotheke erhältlich.

**Zutaten und Hilfsmittel** Dazu braucht man 20 Milliliter Sesamöl, 10 Milliliter Rizinusöl, eine Einlaufspritze (Katheterspritze) und einen Einlaufschlauch.

**Anwendung** Das Öl in einem kleinen Topf erwärmen. Den Einlaufschlauch an der Einlaufspritze ansetzen und das Ende des Einlaufschlauches mit etwas Ghee oder Öl (als Gleitmittel) bestreichen. Das warme Öl in die Einlaufspritze füllen und den Schlauch in den Anus einführen. Vorsichtig das Öl in den Darm fließen lassen. Den Beckenboden leicht anspannen, die Pobacken etwas zusammenkneifen und ins Bett legen. Das Öl bleibt über Nacht im Darm und wird zum größten Teil aufgenommen. Bitte legen Sie sich als Wäscheschutz ein Handtuch ins Bett, falls sich Ihr Schließmuskel in der Nacht leicht öffnen sollte und etwas Öl nach außen tritt.

## Nasenölung (*Nasya*)

Eine nasale Öltherapie als Reinigung für die Nase und den Kopfbereich.

**Zutaten und Hilfsmittel** Dazu werden 2 Teelöffel Ghee erwärmt, 1 Prise Süßpulver hinzugefügt und dies gemeinsam mit einer Spritzpipette in beide Nasenlöcher eingeführt.

**Anwendung** Den Kopf etwas nach hinten beugen, das Öl nach oben fließen lassen und anschließend etwas ruhen.

**Khichari,** die klassische Reis-Mungbohnen-Suppe, ist »die« Ayurveda-Heilkost. Sie wird als diätetisches Mittagessen sowohl zur Reinigung wie zur Regeneration empfohlen. Dazu einen Topf erhitzen und 3 Esslöffel Basmatireis und 2 Esslöffel Mungbohnen 2 bis 3 Minuten darin trocken anrösten. 1 Teelöffel Ghee, 1 dünne Scheibe frischen Ingwer, ¼ Teelöffel Kreuzkümmelsamen (Cumin), je 1 Messerspitze Chilipulver, *Hing (Asafoetida)* und Kurkuma zufügen, unterrühren und kurz anrösten. 2 Tassen Wasser aufgießen, umrühren und zum Köcheln bringen. Zugedeckt 20 bis 30 Minuten köcheln lassen, bis das Getreide und die Hülsenfrüchte ganz weich sind. ¼ TL Salz zufügen, und abschmecken. 1 bis 2 Esslöffel frisch gehacktes Korianderkraut und/oder Petersilie zufügen.

## Fünf Empfehlungen, um den Körper zu reinigen

- Praktizieren Sie regelmäßige Reinigungstage mit Reis- (*Vilepi*) und Mungdal-Suppe (*Khichari*).
- Trinken Sie täglich warmes, abgekochtes Wasser. Je länger Sie das Wasser einkochen, umso intensiver reinigt es Sie von innen.
- Reinigen Sie Ihren Körper mit regelmäßigen Ölmassagen und anschließenden Schwitzkuren (Sauna).
- Reinigen Sie Ihre Psyche durch die Entladung von aufgestauten Emotionen und Aufarbeitung schmerzhafter Erfahrungen in der Vergangenheit. Lösende Ölmassagen, Gesprächstherapie und Yoga können dabei helfen.
- Vermeiden Sie alle *Srota*-blockierenden Speisen. Dazu zählen alle kompakten Nahrungsmittel mit hohem Fett- und Eiweißgehalt, besonders fettiges Fleisch, fettige Wurst, Eier, Sahnetorten, Kokosöl, alle fermentierten Speisen und Getränke wie Brot, Wein, Bier, Käse sowie alle säuerlichen Speisen wie Zitrusfrüchte, saure Beeren, Joghurt, Kefir, Rhabarber und Essig.

# RASAYANA
## LEBENSENERGIE UND IMMUNITÄT MIT AYURVEDA

**Ein wichtiger Zweig der ayurvedischen Lebens- und Heilkunde ist das Wissen um die Verjüngung Rasayana. Übersetzt bedeutet Rasayana »Methode zur Verwirklichung vorzüglicher Dhatus«. Es lehrt uns einen ganzheitlichen Lebensstil zur körperlichen Erneuerung und Verwirklichung eines langen und gesunden Lebens.**

Die aufbauenden Ernährungsempfehlungen des *Rasayana* dienen dazu, erschöpfte Kräfte wieder zu erneuern und den Körper zu stärken. Als *Rasayanas* werden im Ayurveda alle Nahrungsmittel, Gewürze und Substanzen bezeichnet, die ein Konzentrat an Lebensenergie enthalten, das Hormonsystem stimulieren und besonders aufbauend für die einzelnen Körpergewebe sind. Sie dienen als Aufbaumittel für den Körper und als geistig anregende und Zufriedenheit schenkende Nahrungskonzentrate.

## Ojas – die Lebensessenz

Das Geheimnis der *Rasayanas* liegt in ihrem Reichtum an *Ojas*. Als *Ojas* wird im Ayurveda die feinste Lebensessenz im menschlichen Körper bezeichnet, welche für die vitale Lebensenergie und Immu-

## Effekte der Rasayana-Therapie

- Sicherheit für ein langes Leben
- Stärkung von Intellekt und Gedächtnis
- Vermeidung von Krankheit
- Unterstützung einer positiven Gesundheit
- Bewahrung der Jugend
- Exzellente Ausstrahlung und eine klare Stimme
- Exzellentes Potenzial von Körper und Sinnen
- Heilung von gestörtem Schlaf, Trägheit (auch Muskelträgheit)
- Produktion von Stabilität

nität des Menschen verantwortlich ist. Befindet sich *Agni* in einem guten Zustand und werden alle *Dhatus* (Gewebe) vollständig aufgebaut, so entsteht *Ojas* – das auch als Strahlen übersetzt wird – und das den inneren und äußeren Ausdruck von Vitalität, Gesundheit und Schönheit in sich vereint. Alles was einen gesunden Menschen auszeichnet – wie strahlende Augen, zarte Haut, eine volle Stimme, viel Lebensenergie und Ausstrahlung sowie starke Belastungsfähigkeit und Immunität – hängt unmittelbar von *Ojas* ab. Erschöpfungssyndrome, Herzerkrankungen, Diabetes und geriatrische Beschwerden hingegen resultieren aus einem signifikanten *Ojas*-Mangel. Die klassische Literatur beschreibt zwei Arten *Ojas*:

**Para ojas,** das primäre *Ojas,* besteht aus acht Tropfen (*Ashta-bindu*), welche ihren Sitz im Herzen haben. *Para ojas* ist nicht erneuerbar. Bereits ein geringer Verlust führt zum Tod.

**Apara ojas,** das sekundäre *Ojas,* wird durch den gesunden Stoffwechselvorgang gebildet. Es misst »eine Handvoll« (*Ardhanjali*), und eine Verminderung bildet die Grundlage für die Krankheitsentstehung.

# Ayurvedische Aufbaumittel

Ein *Ojas*-Verlust entsteht aus Überanstrengung, falscher Ernährung, während der Schwangerschaft und im fortgeschrittenen Alter. Hier werden alle essenziellen Nahrungsmittel und Verjüngungsmittel im Ayurveda, die sogenannten *Rasayanas*, aufgrund ihrer belebenden und *Apara-Ojas*-bildenden Wirkung sehr geschätzt.

## Rasayana – Kräuter und Gewürze

Eine gute *Rasayana*-Therapie ist immer mit der Einnahme von speziellen Heilkräutern und Nahrungsmitteln verbunden, die den Organismus in seinem Aufbau- und Erneuerungsprozess unterstützen. Die sogenannten »*Rasayanas*« zeichnen sich durch ihre nährende und vitalstoffreiche Qualität aus und gleichen körperli-

## Nahrungsmittel zum Stressausgleich

Zum Energiegewinn und Stressausgleich empfiehlt Ayurveda den regelmäßigen Genuss von *Rasayana*-Nahrungsmitteln: Milch, Ghee, Honig, Mandeln, Cashewnüsse, Sesam, Rosinen, Datteln, Feigen, Granatapfel, Trauben, Mangos, Ingwer, Knoblauch (gekocht), Kardamom und Safran.

**Rasayana-Energiebällchen** sind ideal für einen Energiekick zwischendurch. Dafür 100 Gramm Mandeln mit je 20 Gramm Pistazien, Cashewnüssen, getrockneten Feigen und Akazienhonig mischen und diese Masse mit 1 Teelöffel Zimt, je 1 Messerspitze Koriander, Anis und Muskatnuss sowie je ½ Teelöffel *Ashwaganda* und *Shatavari* würzen. Mit 150 Milliliter Milch (alternativ Mandelmilch) bedecken und für ca. 1 Stunde einweichen lassen. Im Mixer fein pürieren. Zu kleinen Bällchen formen und auf einem Teller mit gemahlenen Mandeln und Pistazien ausrollen.

che oder mentale Erschöpfungszustände aus. Dazu werden meist aufbauende Nahrungsmittel wie Milch, Nüsse oder Trockenfrüchte wie Datteln und Rosinen sowie die Gewürze Safran, Knoblauch und Kardamom mit Kräutern gemischt.

## Der Stoffwechsel wird gestärkt

Die daraus entstehenden Nahrungskonzentrate sind sehr wohlschmeckend, nähren die Körpergewebe und halten alle *Doshas* im Gleichgewicht. Durch die Kräuter und Gewürze wird eine Vitalitätssteigerung der Stoffwechselfunktionen ausgelöst, welche die Produktion von toxischen Ablagerungen und Schlacken (*Ama*) verhindert. Dies sorgt dafür, dass die Körperkanäle (*Srotas*) intakt und funktionstüchtig bleiben, und die Gewebe rein und frei von angesammelten Abfällen aufgebaut werden können. Dies hat auch eine sehr

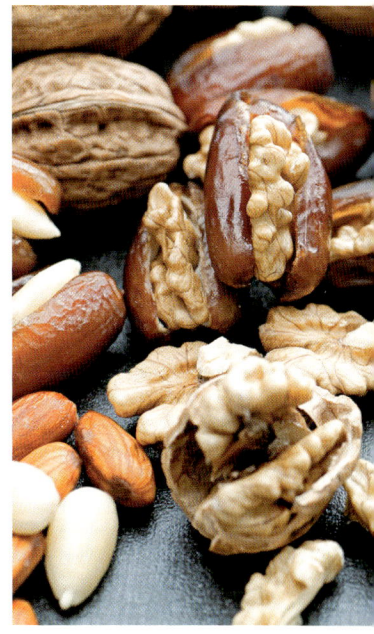

*Mandeln, Wallnüsse und Trockenfrüchte steigern die Leistung und Konzentration.*

gute Wirkung auf die sexuelle Kraft und Gesundheit. Deshalb dienen die meisten *Rasayana*-Pflanzen auch als Aphrodisiaka und werden Menschen verabreicht, die aufgrund ihres Alters oder ihrer Lebensumstände unter einer nachlassenden Libido und sexuellen Aktivität leiden. Zusätzlich verhindern die *Rasayana*-Rezepturen mögliche Schäden durch freie Radikale. Da sie Immunmodulatoren sind, korrigieren sie das Immunsystem und verhindern so eine Schädigung durch Krankheiten. Aufgrund ihrer Anti-Stress-Wirkung bzw. ihrer Anpassungsfähigkeit an Stress verhindern sie durch ihn hervorgerufene Krankheitseffekte.

Die folgende Aufzählung nennt einige der wichtigsten Kräuter. Alle aufgeführten Heilkräuter und Gewürze können frei in der Apotheke oder bei einem ayurvedischen Fachversand (siehe Adressenliste im Anhang) erworben werden.

**Amla**  Die *Amla*frucht (lat. *Phyllanthus emblica*) wird als die beste dem Alterungsprozess entgegenwirkende Pflanze betrachtet. Aus ihr wird das Pulver *Amalaki* hergestellt. *Amalaki* balanciert alle drei *Doshas* aus und zeigt positive Wirkungen auf fast alle Gewebe und Organe des Körpers. Die *Amla* ist eine Art Wildkirsche oder Baumstachelbeere, die sehr viel Vitamin C und andere Antioxidantien enthält, die den Zellstoffwechsel aktivieren, vor freien Radikalen schützt und den gesamten Körper verjüngt. Sie ist ebenfalls gut geeignet zur Empfängnis und zur Erhaltung der Schwangerschaft bzw. Verhinderung einer Fehlgeburt. Als Nahrungsergänzung werden täglich 3 bis 5 Gramm des Früchtepulvers (*Amalaki*) mit Wasser eingenommen.

**Chyavanprash**  Aus *Amla*-Früchten wird das *Amla*-Mus *Chyavanprash* hergestellt. Ayurveda lobt es als bestes Verjüngungs- und Stärkungsmittel aus. Es ist eine Marmelade aus *Amla*-Früchten, Gewürzen und Jaggary (Palmzucker), welche am Morgen oder Nachmittag mit warmer Milch eingenommen wird. Der ideale Snack zur Immunstärkung und Leistungssteigerung.

**Ashwaganda**  Die Wurzeln von *Ashwaganda* (lat. *Withania somnifera*) werden verwendet, um die Stärke der Körpergewebe zu erhöhen. Sie korrigieren Immunstörungen und dienen als wirkungsvolles Aphrodisiakum, denn sie verbessern die sexuelle Kraft und Ausdauer sowie die Fortpflanzungsfunktionen. Ebenso ist *Ashwaganda* eine klassische Anti-Stress-Pflanze, die bei körperlicher und geistiger Erschöpfung und Auszehrung zur Hilfe genommen wird. Für diese Zwecke werden 2 bis 3 Gramm täglich mit Milch eingenommen.

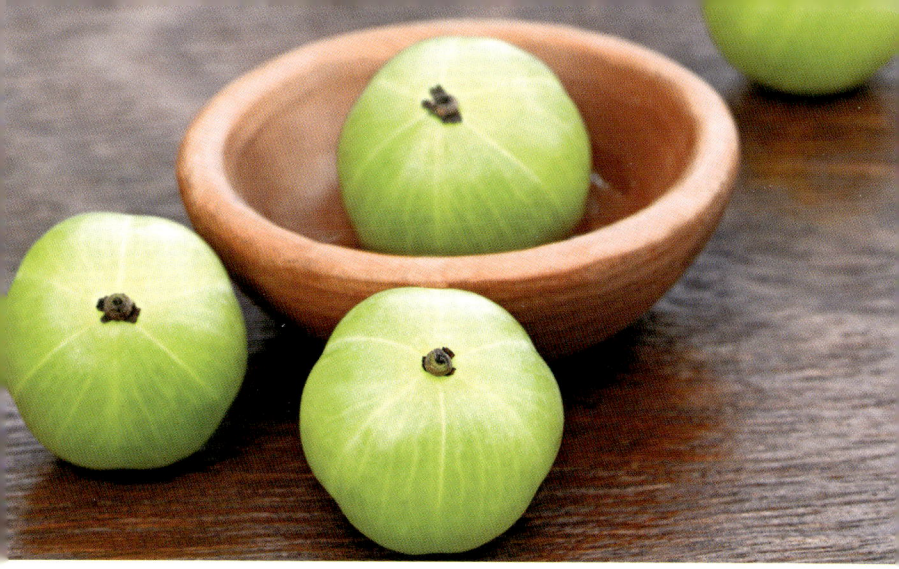

*Amlafrüchte schmecken süß-sauer, scharf, bitter und zusammen-ziehend. Damit schenken sie jedem Konstitutionstyp Lebensenergie.*

**Guduci** (lat. *Tinospora cordifolia)* hält die Tri*Doshas* im Gleich-gewicht. Abgesehen von ihrer vielfältigen medizinischen Anwend-barkeit eignet sie sich gut für die Aufrechterhaltung des Immunsys-tems und zur Vorbeugung von Infektionen. Wie ihr Sanskrit-Name *Amrta* andeutet, ist sie mythologisch aus den Nektartropfen ent-standen, die einst auf die Erde fielen. 3 bis 5 Gramm Pulver des tro-ckenen Stammes täglich sind gut für *Rasayana*-Zwecke.

**Guggulu** Das Gummiharz des Guggulu (lat. *Commiphora mukul*) ist effektiv, um alle drei *Doshas* zu normalisieren. Es ist ein oft ge-nutztes Pflanzenprodukt. Abgesehen vom seinem großen medizini-schen Anwendungsspektrum, besitzt es *Rasayana*-Eigenschaften, denn es hält die *Srotas* frei. Es reinigt die Blutgefäße und verhin-dert die Ablagerung von fettigen Substanzen in den Geweben. Die Dosierung der Zubereitungen beträgt 1 Gramm, 3-mal täglich.

**Tulsi** (lat. *Ocimum sanctum*) ist eine Art indisches Basilikum und wird in Indien als heilige Pflanze verehrt. Diese Ehre wurde ihm vermutlich aufgrund seiner wertvollen medizinischen und *Rasaya-*

*na*-Wirkungen zuteil. *Tulsi* ist eine unserer besten Anti-Stress-Pflanzen, die den Körper entspannt, kräftigt und verjüngt. Optimal ist es, täglich 2 bis 3 Gramm von dem frischen Kraut einzunehmen.

**Shatavari** (lat. *Asparagus racemosus*), die Wurzeln des Spargels, ist eines der wichtigsten *Rasayanas* für Frauen, denn es zeigt eine sehr gute Wirkung auf die milchproduzierenden Drüsen und unterstützenden Gewebe sowie auf Hormone. *Shatavari* begünstigt die Empfängnis und hilft, Schwangerschaften zu erhalten und Fehlgeburten vorzubeugen. Als Dosierung werden täglich 3 bis 5 Gramm *Shatavari*-Pulver mit einer Tasse heißer Milch empfohlen.

**Pippali** (lat. *Piper longum*), der Indische Lange Pfeffer, ist ein exzellenter Immunmodulator, hilfreich zur Verhinderung und Behandlung aller Arten von Immunstörungen. Um bei diesen Erkrankungen gute Ergebnisse zu erzielen, wird die Dosierung von *Pippali* nach einem speziellen Muster empfohlen, bekannt als »*Vardhamana pippali*«. Bei diesem Muster wird *Pippali* in aufsteigenden Dosen verabreicht und wieder allmählich verringert, nachdem es für gewisse Zeit auf einer maximalen Dosis gehalten wurde.

## Rasayanas gegen den Stress

Eine *Rasayana*-Diät ist auch die ideale Prävention gegen Stress und stressbedingte Erkrankungen. Denn Stress wird im Ayurveda als »*Ojas*-Killer« betrachtet. Er ist nicht nur die Ursache für »moderne« Lifestyle-Erkrankungen wie Burnout, Depressionen oder Schlaflosigkeit, sondern für alle mannigfaltigen Beschwerden, die aus einem *Ojas*-Mangel resultieren. Besteht eine permanente Aktivität im körperlichen und mentalen Bereich, die individuell als Überforderung wahrgenommen wird, so entsteht Stress. Ayurvedisch gesehen werden Stresssymptome von *Vata* und *Rajas* (mentaler Überaktivität) dominiert, die zu einem Verlust von *Rasa* (nährendem Körpergewebe) und *Ojas* führen.

## Rasayana-Empfehlungen gegen Ojas-Killer

*Rasayana*-Therapien sind immer dann besonders wichtig und wertvoll, wenn aufgrund spezieller Lebensumstände ein großer *Ojas*-Verlust erfolgt. Die aufbauenden Nahrungsmittel, Kräuter und Ölbehandlungen helfen, die erschöpften Lebens- und Immunkräfte wieder aufzubauen.

**Stress** Dauerhafter Stress stellt die größte Gefahr für unsere körperliche und mentale Gesundheit dar. Steht das Nervensystem permanent unter Anspannung, werden alle aufbauenden, regenerativen und immunstärkenden Kräfte verzehrt. Das Ergebnis sind Schlafstörungen, Herz-Kreislauf-Erkrankungen, Burnout oder Depressionen. Sie alle werden u. a. mit *Ojas*-aufbauenden *Rasayana*-Therapien behandelt. Dazu werden warme, regelmäßige Mahlzeiten, entspannende Ölmassagen und konstitutionsgerecht abgestimmte Gewürze und Kräuter rezeptiv oder präventiv eingesetzt.

**Schwangerschaft** Während der Schwangerschaft verbraucht die werdende Mutter mehr als 50 Prozent ihrer *Ojas*-Kraft für die gesunde Entwicklung und den Schutz des in ihr heranwachsenden Kindes. Um den erhöhten Nährstoff- und Energiebedarf auszugleichen, helfen *Rasayana*-Nahrungsmittel und Nahrungsergänzungen, insbesondere Milch mit *Amalaki, Shatavari* und *Ashwaganda*. Auch spezielle Ölmassagen für die Schwangere sind eine wertvolle Unterstützung für Mutter und Kind.

**Alter** Im Alter steigt *Vata* natürlicherweise an und *Ojas* nimmt ab. Um die Degeneration der Gewebe und des Geistes so lange wie möglich aufzuhalten, bilden *Vata*-reduzierende *Rasayana*-Maßnahmen die Grundlage der gesamten Ernährung und Prävention der ayurvedischen Geriatrie. Auch frühzeitige Alterungsprozesse, wie Erschöpfung, Haarergrauen, Osteoporose, Vitalitäts- und Gedächtnisverlust, welche durch falsche Ernährung, Stress sowie anhaltende *Dosha*- und *Agni*-Störungen ausgelöst wurden, können mit Hilfe von *Rasayana*- und *Pancakarma*-Kuren wirkungsvoll behandelt werden.

## Entwicklungsstufen stressbedingter Beschwerden

■ Zu Beginn zeigen folgende Empfindungen, dass die körperliche und mentale Abwehrkraft »gestresst« ist: innere Unruhe, Nervosität, Reizbarkeit, Konzentrationsmangel, übertriebene Sorgen, innerer Druck.

■ Bei anhaltender Belastung reagiert der Organismus psychosomatisch mit: Erschöpfung, Ruhelosigkeit, Antriebslosigkeit, Aggressionen sich selbst oder anderen gegenüber, Kopfschmerzen, Hyperventilation, Erstickungsgefühl, Übelkeit, Erbrechen, Durchfall.

■ Daraus bilden sich weit verbreitete Krankheitsbilder, welche einer umfassenden Therapie bedürfen, um die körperlichen und psycho-mentalen Beschwerden sowie den verursachenden *Ojas*-Verlust auszugleichen.

## Ethische Empfehlungen

Neben ausgewählten Nahrungsmitteln und Kräutern zählen auch vitalisierende Ölmassagen und *Ama*-ausleitende Maßnahmen zu den *Ojas*-aufbauenden Therapien. Ebenso betonen die klassischen Ayurveda-Schriften die Wichtigkeit der richtigen Lebenseinstellung und -philosophie, da diese einen direkten Einfluss auf das körperliche, geistige und seelische Wohlergehen und Regenerationsvermögen haben. Falsche Gedanken und Handlungsweisen führen unweigerlich zu Stress und belasten das Gleichgewicht der *Doshas*. Je ausgeglichener wir in unserer körperlichen und geistigen Konstitution sind, umso mehr Lebensenergie können wir freisetzen. Die ethischen Empfehlungen des *Rasayana* stärken die geistige Kraft und positive Ausstrahlung des Menschen. Klassische Ayurveda-Empfehlungen für die mentale Gesundheit sind:

■ Die Wahrheit sprechen und ehrlich zu sich selbst und auch zu anderen zu sein,

- schlechte Gefühle wie Ärger oder Zorn vermeiden, bzw. nicht unterdrücken, ohne sie an anderen Menschen auszulassen,
- sich um folgende Eigenschaften bemühen: ruhig und friedvoll sein, hilfsbereit, respektvoll gegenüber Älteren sowie Götter verehren,
- kein Sex zusammen mit Drogen und Gewalt,
- Yoga, Meditation und Gebet praktizieren für mentales Gleichgewicht und mentale Stärke,
- eine bewusste Lebensweise in Liebe zu jedem anderen Wesen, inklusive vegetarischer Ernährung,
- zur Stärkung des Geistes Kräuter (*Medhya-Rasayanas*) wie *Brahmi*, *Tulsi* oder Johanniskraut einnehmen.

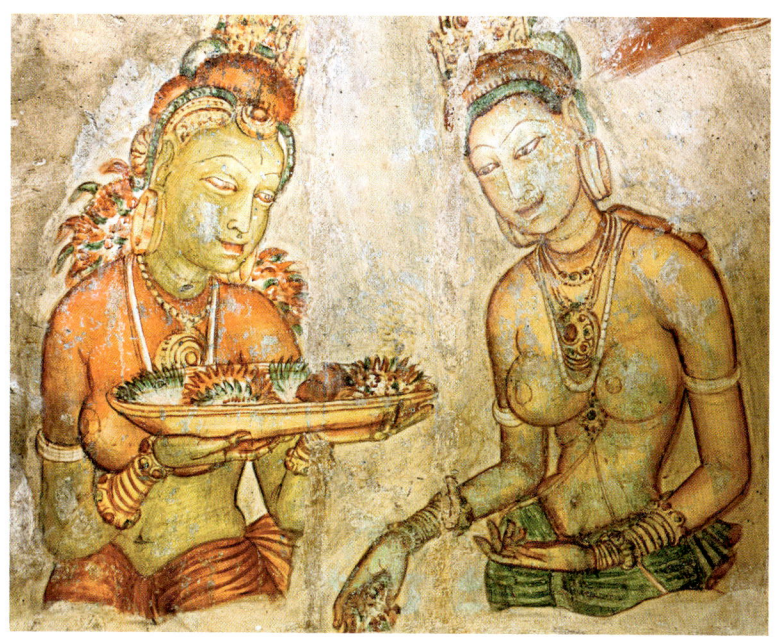

*Das ayurvedische Wissen vereint Philosophie, Religion und Medizin.*

## Sanfte Massagen

Die ayurvedischen Ölmassagen gehören zu den *Ojas*-aufbauenden *Rasayana*-Therapien. Mit kunstvollen Ausstreichungen und wirkungsvollen Ölrezepturen wird der Körper entspannt, vitalisiert und entgiftet. In der ayurvedischen Massage sprechen die Hände über liebevolle Berührungen zum Körper und öffnen damit sanft die Türen zum Herzen. Damit wirken Ölmassagen auf Körper und Geist gleichermaßen regenerierend und verjüngend.

Die verwendeten Öle werden, genauso wie die ayurvedische Ernährung, individuell auf den Stoffwechsel des Einzelnen abgestimmt. Sie dienen der Haut als äußere Nahrung, umgehen den Verdauungsapparat und gelangen mit voller Kraft direkt ins Gewebe, wo sie als Rohmaterial für den Zellaufbau verwendet werden.

Wenn wir für uns selbst das richtige Massageöl auswählen möchten, sollten wir immer unsere derzeitige *Dosha*-Gewichtung berücksichtigen. Das heißt z.B., wenn Sie ein *Pitta-Kapha*-Typ sind, der gerade unter Stress leidet und deshalb etwas hohes *Vata* hat, dann nehmen Sie ein *Vata*-reduzierendes Massageöl. Möchten Sie aber mit der Massage vor allem Ihre empfindliche Haut behandeln, so ist ein *Pitta*-Öl geeignet. Oder Sie möchten am Morgen mit einer kurzen Selbstmassage den Stoffwechsel ankurbeln und die Müdigkeit aus dem Körper vertreiben, dann wählen Sie ein *Kapha*-Öl.

»Genauso wie ein Tonkrug, (trockenes) Leder und eine Wagenachse durch die Anwendung von Öl stabil und unauffällig werden, so wird der (menschliche Körper) durch Ölmassagen kräftig und die Haut schön und gesund; Vata-Erkrankungen wird vorgebeugt und die körperliche Widerstandskraft und Belastbarkeit erhöhen sich.«

*Quelle: Charaka-Samhita SÚ. 5.85ff.*

## Wirkung der ayurvedischen Ganzkörperölmassage

So wirkt die ayurvedische Ganzkörperölmassage *Abhyanga*:

- entspannt, beseitigt Müdigkeit, verringert *Vata*, nährt die Gewebe
- facht die Hitze im Körper an und erleichtert dadurch das Ausscheiden von Abfallprodukten aus dem Körper, hilfreich bei Arthrose, Muskelverspannung, Durchblutungsstörung und Toxinbelastung der Gewebe
- regeneriert Gewebe, z. B. bei orthopädischen Verletzungen
- belebt Haut, Muskeln, Venen, Arterien, die zirkulatorischen Systeme (Blutkreislauf und Lymphfluss) und das Nervensystem
- stärkt das Sehvermögen, lindert Schlafstörungen und pflegt die Haut
- erhöht die Schmerztoleranz und schenkt körperliche und psychische Stabilität
- baut *Ojas* (Lebensenergie) auf und stimuliert das Hormonsystem
- wirkt verjüngend und beugt dem Alterungsprozess vor
- fördert Ausdauer, Stärke, Flexibilität, Konzentration, Intelligenz, Vertrauen, Wertschätzung und Jugendlichkeit

### Ganzkörpermassage

*Abhyanga* ist die Bezeichnung für die ayurvedische Ganzkörpermassage und heißt wörtlich »eine besondere Bewegung um etwas«. Für die *Abhyanga* gibt es verschiedene Ausführungen, welche auf die individuelle Konstitution und deren Bedürfnisse abgestimmt werden. Als Einzelmassage oder synchron, im langsamen oder schnellen Rhythmus, mit einfachem Sesamöl oder eine medizinisch aufbereiteten Kräuterabkochung (*Thailam*).

Die ayurvedische Massage ist in Wellness-Hotels, Kosmetikstudios und anderen Einrichtungen als stressreduzierende Anti-Aging-Therapie beliebt. Sie zeichnet sich durch eine besonders beruhigende und einfühlsame Massagequalität (*Samvahana*-Stil) aus.

## Dosha-gerechte Indikationen des Stirngusses

**Vata** Schlaflosigkeit, innere Unruhe, Nervosität, Ängste, Stress, Konzentrationsschwäche, zur Verbesserung des Langzeitgedächtnisses
**Pitta** Kopfschmerzen, Migräne, Zorn, Ungeduld, gerötete Augen
**Kapha** Depressionen, Lethargie, Trägheit, Antriebsarmut

### Fußmassage

*Padabhyanga*, die ayurvedische Fußmassage, ist eine filigrane Öl-massage zur Entspannung, Regeneration und Vitalisierung. Gerade gestresste, überarbeitete Menschen, die unter mentalen Belastungen leiden und ihre Gedanken nicht abschalten können, kommen mit der *Padabhyanga* zur Ruhe. Eine regelmäßige Fußmassage sorgt für guten Nachtschlaf und schafft einen harmonischen *Dosha*-Ausgleich. Viele Reflexzonen für die Organe und Sinnesorgane befinden sich an der Fußsohle, die bei einer gründlichen Fußmassage vitalisiert werden. Am frühen Morgen wird eine Ölung der Füße als tägliche Routinemaßnahme empfohlen.

### Stirnguss

*Sirodhara*, der Stirnguss, ist für viele Menschen das Sinnbild des Ayurveda. Ein Strahl von warmem Öl fließt über die Stirn und spült allen Stress fort. Viele Hotels werben mit dem Stirnguss als »die« Wellness-Behandlung. Doch im klassischen Sinne wird der *Sirodhara* nicht nur zur Entspannung, sondern auch bei mentaler Überlastung, psychischen Erkrankungen, Kopfschmerzen oder Hypertonie (Bluthochdruck) eingesetzt. Damit stellt der *Sirodhara* eine sehr anspruchsvolle Anwendung für den Therapeuten dar, in der es höchsten Feingefühls, innerer Ruhe und Konzentration für die korrekte Durchführung bedarf.

# DRAVYAGUNA
## KRÄUTER UND GEWÜRZE FÜR DIE GESUNDHEIT

**Das Wissen um den therapeutischen Einsatz von Gewürzen und Kräutern ist eine wichtige Säule der Ayurveda-Heilkunde. Ayurvedische Rezepturen und Medikamente aus Kräutern, Wurzeln, Rinden, Samen und vielen anderen natürlichen Substanzen üben direkten Einfluss auf den körperlichen und geistigen Zustand des Menschen aus.**

Durch die genaue Bestimmung von Geschmack, Eigenschaft und Wirkung einer Pflanze werden die spezifischen Einsatzgebiete und Heilqualitäten definiert. Entsprechend diesen verschiedenen Faktoren wird sie als Ganzes oder nur bestimmte Teile von ihr (wie z.B. die Wurzel oder die Samen) als Nahrungsmittel oder als Heilmittel zum Ausgleich der *Doshas*, *Agni* oder spezieller Beschwerdebilder verwendet. Die Ayurveda-Medizin betrachtet die Pharmakologie als Königswissenschaft, in der geheime Rezepturen seit Hunderten von Jahren gepflegt und weitergegeben werden. In den ausgewogenen Mischungen werden immer die vollständigen Pflanzensubstanzen verwendet und alchimistisch weiterverarbeitet. Auf isolierte Pflanzenauszüge und Extrakte wurde traditionell verzichtet, doch immer mehr moderne Ayurveda-Pharmazeuten nutzen auch diese Verfahrensweisen. Ne-

## Grundlagen der ayurvedischen Pflanzenheilkunde

**Rasa** der Geschmack (gustatorischer Effekt)

**Guna** die Eigenschaften (physiologisch-pharmakologischer Effekt)

**Vipaka** der systemische Effekt nach der Verdauung auf Gewebsebene

**Virya** die thermische Potenz

**Prabhava** die spezifische pharmakologische Potenz,

**Karma** die Wirkung der lebendigen Gewebe auf eine Substanz

ben der Kräuterverarbeitung spielen auch Art und Zeiten der Einnahme eine große Rolle. Entsprechend der Konstitution oder der Krankheiten sollten die Kräutermischungen

- auf leeren Magen (*Abhakta*)
- vor den Mahlzeiten (*Pragbhakta*)
- während der Mahlzeiten (*Madhyabhakta*)
- nach dem Essen (*Adhobhakta*)
- oder zu anderen, beschriebenen Zeiten eingenommen werden.

## Rasa – der Geschmack

Um Kräuter und Gewürze entsprechend ihrer Qualitäten und Heilwirkung zu klassifizieren, bestimmt die ayurvedische Phytotherapie als primäre Kriterien den Geschmack (*Rasa*) und die Eigenschaften (*Guna*). Sechs Geschmacksrichtungen und 42 Eigenschaften geben Aufschluss über den Einfluss auf die *Doshas*, *Agni*, *Dhatus* und *Srotas*.

**Madhura – der süße Geschmack** *Madhura* setzt sich aus den Elementen Wasser und Erde zusammen. Er wird wegen seiner heilenden und aufbauenden Kraft sehr geschätzt. Süße Substanzen – wie Getreide, süße Gemüse, süße Früchte, Nüsse, Fette oder Süßmittel – sind nährend für das Gehirn, fördern die sexuelle Kraft, wirken antitoxisch und allgemein kräftigend. Der übermäßige Verzehr von süßen und schweren Speisen reduziert *Agni*, bildet *Ama* und blockiert die *Srotas*. Es entstehen Fettleibigkeit, vermehrtes Schlafbedürfnis, Schweregefühl, Appetitverlust, Vergrößerungen im Mund-Hals-Rachen-Bereich, Husten, Asthma, Diabetes, Erbrechen, belegte Stimme und weitere *Kapha*-Störungen aller Art.

**Amla – der saure Geschmack** *Amla* setzt sich aus den Elementen Feuer und Erde zusammen. Er verfügt über appetitanregende, verdauungsfördernde und kräftigende Eigenschaften. Saure Speisen – wie Zitrus- und Beerenfrüchte, Joghurt und Tomaten – können durch ihre befeuchtende und erhitzende Qualität *Vata*-Beschwerden lindern. Doch Vorsicht: In vielen therapeutischen Prozessen und Ausleitungsverfahren ist der saure Geschmack kontraindiziert. Seine *Pitta*-erhöhende und *Srota*-blockierende Wirkungen können Entzündungen, Hautbeschwerden, Blutstörungen, Schlaffheit der Muskulatur, Ödeme, Eiterbildung, Brennen und alle säurebedingten Störungen des Verdauungstrakts hervorbringen.

**Lavana – der salzige Geschmack** *Lavana* setzt sich aus Feuer und Erde zusammen. Sein systemischer Effekt ist befeuchtend, appetitanregend, verdauungsfördernd und *Srota*-öffnend. Wird Salz jedoch im Übermaß eingenommen, so können Durst, Blutverdünnung, Fieber, Neurosen, Hauterkrankungen, Ödeme, Lockerung

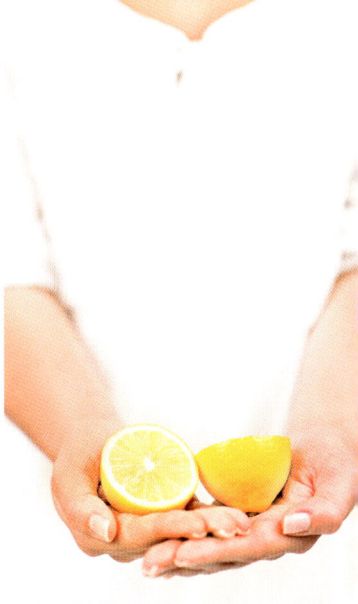

*Zitronen schmecken sauer, wirken nach der Verdauung süß, sind immunstärkend.*

der Zähne, Impotenz, Ergrauen der Kopfhaare, Haarausfall, Beeinträchtigung der Sinne, Faltenbildung, toxische Reaktionen und *Pitta*-Störungen entstehen.

**Katu – der scharfe Geschmack** *Katu* setzt sich aus Feuer und Luft zusammen. Er wirkt sehr reinigend, anregend und *Kapha*-reduzierend. Auf der psychischen Ebene schenkt der scharfe Geschmack überschwängliche Emotionen der Leidenschaft, des Tatendrangs, aber auch der Aggressivität. Der übermäßige Genuss von scharfen Gewürzen und Kräutern fördert Impotenz, Schwächezustände, Auszehrung, Vertigo, Durst, brennende Empfindungen, Zittern, Schmerzen sowie *Vata*- und *Pitta*-Störungen.

**Tikta – der bittere Geschmack** *Tikta* setzt sich aus Luft und Äther zusammen. Damit bringt er dem Körper viel Leichtigkeit und Bewegung. Bittere Substanzen – wie Blattgemüse, Artischocken, Chicorée, Gartenkräuter, aber auch schwarzer Tee oder Kaffee – stimulieren *Agni* und reduzieren *Kapha*. Psychisch labile Menschen sollten bittere Speisen nur in geringen Mengen zu sich nehmen, denn der bittere Geschmack kann Ängste, Furcht und Unsicherheit verstärken. Auf der körperlichen Ebene bewirkt ein Zuviel an Bitterem die Abnahme der Körpergewebe (*Dhatus*), was zur Gewichtsreduktion sehr empfehlenswert sein kann, aber auch zu Auszehrung, Rauheit in den *Srotas*, Schwäche, Depression und Mundtrockenheit führt.

**Kasaya – der zusammenziehende Geschmack** *Kasaya* bildet sich aus Luft und Erde. Darin liegt eine große heilende Kraft, die absorbierend, blutstillend und sekretionsvermindernd wirkt. Bei übermäßigem Genuss schwächen die schweren und kühlenden Eigenschaften von *Kasaya Agni*, bilden *Ama* und blockieren die *Srotas*. Andererseits lösen herbe Substanzen die Klebrigkeit aus den *Srotas*, helfen bei Durchfall, erhöhtem Harndrang und starker Spannung. Der zusammenziehende Geschmack ist in vielen Nahrungs-

## Rasas – Geschmack und seine Wirkung

| Geschmack (Rasas) | Vata | Pitta | Kapha | Agni | Dhatus | Systemische Wirkung |
|---|---|---|---|---|---|---|
| süß (*Madhura*) | − | − − | ++ | − | + | kräftigend, aufbauend, wundheilungsfördernd, gut für Gehirn, Herz, Rachen, Haut, Haare |
| sauer (*Amla*) | − | + | + | + | +,− * | appetitfördernd (*Dipana*), *Ama*-reduzierend (*Pacana*), reguliert den *Vata*-Fluss (*Anulomana*) |
| salzig (*Lavara*) | − − | + | + | + | + | befeuchtend, schleimlösend, appetitfördernd, *Ama*-reduzierend, bricht Blockaden auf |
| scharf (*Katu*) | + | ++ | − − | ++ | − | appetitfördernd, *Ama*-reduzierend, auskratzend (*Lekhana*), stimuliert das Herz |
| bitter (*Tikta*) | ++ | − | − | + | − | antitoxisch, fiebersenkend, entzündungshemmend, *Ama*-reduzierend, auskratzend |
| herb (*Kasaya*) | + | − | − | − | − | wundheilungsfördernd, sekretionshemmend, blutstillend |

(−) reduziert, (− −) reduziert stark, (+) erhöht, (++) erhöht stark * Shukra (Fortpflanzungsgewebe)

mitteln und Gewürzen vertreten, wie beispielsweise Kohlgemüse (süß und zusammenziehend), Hülsenfrüchte (süß und zusammenziehend), Rhabarber (sauer und zusammenziehend) oder als ergänzender Geschmack bei fast allen typisch bitteren Substanzen wie Spinat, schwarzem Tee oder Kurkuma.

# Guna – Eigenschaften und ihre Heilwirkungen

| Eigenschaft | Elemente | Dosha | Wirkung |
|---|---|---|---|
| schwer (*Guru*) | Wasser Erde | Vata – Kapha – | nährend, sättigend, Gewebe aufbauend (anabolisch), Nahrungsmittel mit *Guru*-Eigenschaft – rohe Speisen, Fleisch, Fett – sind schwer verdaulich und reduzieren *Agni*. Ebenso reduzieren sie die psycho-mentale Aktivität |
| leicht (*Laghu*) | Feuer Äther Luft | Vata + Kapha – | reduziert Körpermasse und fördert Leichtigkeit und Wachheit, gut verträglich, leicht verdaulich und *Agni*-stärkend, unterstützt die Wundheilung, kann zu Verstopfung führen |
| kalt (*Sita*) | Wasser | Vata + Pitta – Kapha + | verlangsamt, hemmt oder stoppt Bewegung (Durchfall, Blutung), reduziert *Agni*, zusammenziehend, bildet mehr Urin |
| heiß (*Ushna*) | Feuer | Vata – Pitta + Kapha – | optimiert und stimuliert Aktivitäten, durchblutungsfördernd, *Agni*-anregend, wirkt im Zusammenspiel mit leicht (*Laghu*) *Vata*-erhöhend |
| ölig (*Snigdha*) | Wasser | Vata – Kapha + | ölig, befeuchtend, kräftigend, aphrodisierend, macht die Haut geschmeidig. Wichtige Eigenschaft für *Vata*-Therapie, wirkt auf *Pitta* entsprechend begleitenden Faktoren: zusammen mit heiß = *Pitta*-erhöhend, zusammen mit kalt = *Pitta*-reduzierend |
| trocken (*Ruksha*) | Luft Feuer Erde | Vata + Kapha – | austrocknend, gewichtsreduzierend |

(–) reduziert, (+) erhöht

# Guna – Eigenschaften und ihre Heilwirkungen

Alle Heilkonzepte im Ayurveda beruhen auf *Guna* und *Karma* – dem Wissen um die Eigenschaften mit ihrer Wirkung im Körper. Gemäß dem Prinzip »Gegensätzliche Eigenschaften gleichen sich aus« behandelt die ayurvedische Heilkunde immer mit ausgleichenden Eigenschaften, wie beispielsweise kühlenden Heilkräutern bei heißen Entzündungsprozessen oder befeuchtenden Rezepturen bei trockenen Hautbeschwerden. Siehe dazu den nebenstehenden Kasten.

Die ayurvedische Medizin kennt unzählige Eigenschaften (*Gunas*) und selektiert sie zu zehn wichtigen Eigenschaftspaaren. Für die Hausapotheke und Diätetik nennt sie vor allem die folgenden drei Eigenschaftspaare:

- schwer (*Guru*) und leicht (*Laghu*)
- kalt (*Sita*) und heiß (*Ushna*)
- ölig (*Snigdha*) und trocken (*Ruksha*)

# Vipaka – der Effekt nach der Verdauung

Die Wirkung von Nahrungsmitteln und Heilkräutern hängt nicht nur von ihrem Geschmack und ihren Eigenschaften ab. Ob eine Pflanze ihre gesundheitsfördernde Wirkung im Organismus entfalten kann, zeigt sich erst nach ihrer Verdauung und Resorption. Verantwortlich sind dafür die individuellen Funktionen von *Agni* und *Doshas*.

Entsprechend des Geschmacks (*Rasa*) gibt es nach der Verdauung von Nahrungsmitteln oder Medikamenten drei Wirkungen (*Vipaka*): das süße, das saure und das scharfe *Vipaka*.

Auch in der modernen Ernährungswissenschaft spricht man von sauren Speisen mit einer basischen Wirkung (z. B. Zitrone) oder süßen Speisen, die den Stoffwechsel bereits während der Verdauung sauer werden lassen (z. B. weißer Zucker). Das gleiche Prinzip wird in der ayurvedischen Heilkunde mit *Vipaka* aufgeschlüsselt. *Vipaka* heißt übersetzt »ultimative (Vi) Veränderung (Pak)« und beschreibt den Stoffwechseleffekt nach der Verdauung. Dieser ist erkennbar durch die Qualität und Menge der

- **Malas** (Abfallprodukte), welche von *Jathagni* produziert werden,
- **Doshas**, welche von *Bhutagni* produziert werden,
- **Sukra** (Fortpflanzungsgewebe), welche sich durch gute Qualität (bei *Madhura Vipaka*) oder verringerte Form (bei *Amla Vipaka*) auszeichnet.

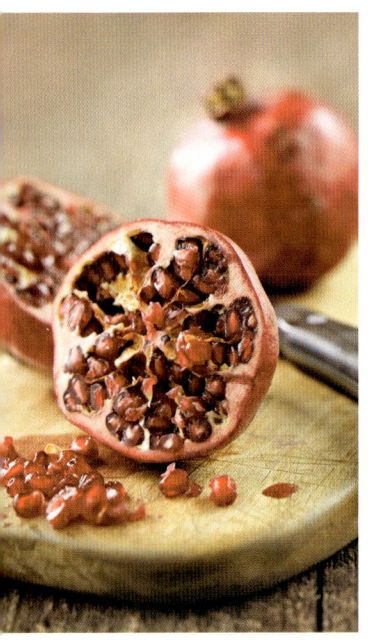

*Granatäpfel schmecken sauer, wirken süß und liefern viele Antioxidantien.*

**Madhura Vipaka – das süße Vipaka** Alle natürlich süßen und salzigen Speisen werden mit einem süßen *Vipaka* verdaut. Dies erhöht die Fortpflanzungsgewebe (*Shukra-Dhatu*), stärkt das gesamte *Kapha-Dosha* in seiner nährenden und stabilisierenden Funktion und unterstützt die Ausscheidung von Urin und Stuhl.

**Amla Vipaka – das saure Vipaka** Nahrungsmittel und Heilsubstanzen mit einem sauren Geschmack werden auch mit einem sauren *Vipaka* umgesetzt. So bewirken die sauren Substanzen eine Erhöhung von *Pitta*, führen zu einer Verminderung von Lebensenergie (*Ojas*) und von Fortpflanzungsgeweben (*Shukra-Dhatu*). Durch *Amla Vipaka* werden die Ausscheidungen von Urin und Stuhl gefördert und Blähungen vermindert. Dies gilt für (fast) alle Zitrusfrüchte, Beeren und andere saure Substanzen. Als Ausnahme werden die

## Auswirkungen der Verdauung

Die Wirkung von dem Geschmack (*Rasa*) auf die Verdauung (*Vipaka*), und von der Verdauung auf die Konstitution (*Dosha*). Die rechts genannten Ausnahmen sind für alle *Doshas* zuträglich und zählen zu den gesundheits- und *Ojas*-fördernden *Rasayanas*.

| Rasa | Vipaka | Dosha | Ausnahmen |
|------|--------|-------|-----------|
| süß, salzig | süß | Vata − Kapha + | Steinsalz, Honig |
| sauer | sauer | Vata − Pitta + Kapha + | *Amla*, Granatapfel, Zitrone |
| scharf, bitter, herb | scharf | Vata + Kapha − | Ingwer, *Pippali*, *Guduci* |

(−) reduziert, (+) erhöht

*Amla*-Frucht, Granatapfel und Zitrone genannt. Die haben trotz saurem Geschmack ein süßes *Vipaka* und wirken damit nicht säuernd oder *Ojas*-reduzierend.

**Katu Vipaka – das scharfe Vipaka** Alle Substanzen mit einem scharfen, bitteren und zusammenziehenden Geschmack werden mit einem scharfen *Vipaka* verdaut. Dies führt zu einer Erhöhung von *Vata-Dosha* und zu einer Verminderung von *Kapha-Dosha* und den Fortpflanzungsgeweben (*Shukra-Dhatu*). Die natürlichen Ausscheidungen von Urin und Stuhl werden vermindert, und Blähungen können entstehen. Gewürze, wie Ingwer, Dill und Basilikum, werden trotz ihres anregenden Geschmacks mit einem süßen *Vipaka* verdaut und können aus diesem Grund von jeder Konstitution zum Ausgleich des Stoffwechsels (*Agni*) genossen werden.

## Virya – die thermische Potenz

Ob eine Pflanze eine erhitzende oder kühlende Wirkung hat, wird durch *Virya* genau beschrieben. Dieser Effekt wirkt ab dem ersten Kontakt mit der Zunge bis zur Ausscheidung und ist besonders wichtig, wenn es darum geht, ob die Therapie eine aufbauende (anabolische) oder eine abbauende (kathabolische) Wirkung haben soll. *Virya* heißt übersetzt »wodurch die Substanz wirkt«. Sie bildet sich aus den führenden Attributen der *Gunas*. *Virya* dominiert die anderen Eigenschaften, falls diese widersprüchliche Qualitäten ausweisen sollten: So wird beispielsweise die Cashewnuss trotz ihrer süßen und nährenden Qualität als *Pitta*-erhöhend eingeschätzt, da sie ein heißes *Virya* (*Usha*) hat.

Mit erhitzenden Substanzen, die ein heißes *Virya* (*Usha*) besitzen, wird Energie freigesetzt und der Stoffwechsel in seinem Ausleitungsprozess angeregt. Sie werden durch den sauren, salzigen und scharfen Geschmack und ein saures und scharfes *Vipaka* hervor-

---

### Einfluss der Thermik auf die Nahrung

| Virya | Wirkung | Gewebe | Nahrungsmittel und Gewürze |
|---|---|---|---|
| erhitzend (*Usha*) | regt *Agni* an, reduziert *Kapha* | katabolisch | Auberginen, Chili, *Hing* (*Asafoetida*), Ingwer, Joghurt, Meerrettich, Möhren, Muskat, Pfeffer, Rettich, Senf, Sesamöl, Zimt |
| kühlend (*Sita*) | balanciert *Agni*, reduziert *Pitta* | anabolisch | Reis, Gerste, Weizen, Apfel, Feigen, Fenchel, Ghee, Gurken, Kardamom, Kokos, Koriander, Milch, Nelke, Spinat, Trauben |

gerufen. Der katabolische Prozess führt zum Gewebsabbau. Kühlende Substanzen mit einem kalten *Virya* (Sita) werden durch süßen, bitteren und zusammenziehenden Geschmack und süßes *Vipaka* hervorgerufen. Sie sind anabolisch, speichern Energie, beruhigen und nähren den Organismus.

## Prabhava – die spezifische Wirkung

In der ayurvedischen Heilkunde werden nicht nur Pflanzen eingesetzt. Auch Mineralien, tierische Substanzen, Edelsteine, Edelmetalle und mentale Kräfte können wirkungsvolle Heilmittel darstellen. Alle speziellen und zum Teil nicht sichtbaren oder wissenschaftlich beweisbaren Heilwirkungen werden mit *Prabhava* beschrieben. So zeigen zum Beispiel Mantras oder Edelsteine bei krankhaften Prozessen eine besondere Wirkung. Auch *Rasayanas*, die eine spezielle Wirkung gegen den Alterungsprozess haben, fallen in diese Kategorie. Bei der Herstellung von Medikamenten wird *Prabhava* eine besondere Bedeutung beigemessen, da durch die richtigen Rituale oder Herstellungsweisen die pharmakologische Wirkung verstärkt werden kann.

## Karma – die pharmakologische Wirkung

Die pharmakologische Wirkung von Nahrungsmitteln, Kräutern und Medikamenten ist für die Ayurveda-Medizin von größter Wichtigkeit. Über 50 spezielle Qualitäten werden in ihrer Wirkung und ihrem Zusammenspiel mit den *Gunas* auf die unterschiedlichen Systeme (Verdauung, Atmung, Herz-Kreislauf usw.) beschrieben. Einige dieser Qualitäten spielen auch in der ayurvedischen Diätetik eine große Rolle, denn sie beschreiben spezielle Heil-Eigenschaften von häufig verwendeten Nahrungsmitteln und Gewürzen.

# Die Ayurveda-Hausapotheke

Nahrungsmittel, Gewürze und Kräuter sind die wichtigsten Bestandteile der ayurvedischen Hausapotheke. Mehr als 30 Prozent aller Erkrankungen sind allein durch eine Ernährungsumstellung heilbar. Bei vielen weiteren Beschwerdebildern können Ernährungs- und Kräutertherapie präventiv und komplementär eingesetzt werden. Das Wissen um die diätetische Qualität und Wirkung der täglich ausgewählten Speisen und Getränke macht Nahrungsmittel zu Heilmitteln und Kochrezepte zu Therapeutika.

Die folgende Aufzählung beschreibt eine Auswahl all jener Nahrungsmittel mit ihrem Pflanzenhoroskop (*Aharaguna*) von *Rasa*, *Guna*, *Virya* und *Vipaka*, denen Ayurveda besonders gesundheitsfördernde Eigenschaften bescheinigt. Um die Wirkung all der anderen Nahrungsmittel, die unseren täglichen Speiseplan füllen, zu bestimmen, helfen die sinnlichen Erfahrungen von Geschmack (*Rasa*) und Eigenschaften (*Guna*) sowie weiterführende Literatur.

## Getreide

Alle Getreidearten sind generell süß, nährend und stärkend. Sie wärmen den Körper und schenken ihm leicht verwertbare Brennstoffe. Zusammen mit Hülsenfrüchten sind sie Grundnahrungsmittel im Ayurveda und können von allen Konstitutionstypen gegessen werden. Durch das trockene Anrösten vor dem Kochen oder Mahlen wird im Ayurveda das Getreide leichter verdaulich und trockener gemacht. Diese Empfehlung gilt vor allem zur Behandlung von *Kapha*-Zuständen, beispielsweise Diabetes, Übergewicht und Atemwegserkrankungen.

**Gerste** ist trocken, kalt und schwer, hat einen süßen und zusammenziehenden sowie scharfen Geschmack nach der Verdauung. Gerste ist eines der wichtigsten Nahrungsmittel der ayurvedischen

# Wirkungen der Ayurveda-Therapie

| Karma | Wirkung | Beispielhafte Substanzen |
|---|---|---|
| gewebe-regenerierend (*Rasayana*) | Fördert die Gesundheit und den optimalen Nähr- und Funktions-zustand aller Gewebe. | *Amla, Guduci, Ashwaganda* |
| brennreduzierend (*Daha-Prasha-mana*) | Hilfreich bei allen Erkrankungen, die mit »Brennen« einhergehen, wie z.B. Sodbrennen (Gastritis), brennender Harn (Harnwegsinfekte), brennende Hauterscheinungen (Dermatitis), brennende Augen, Hitzewallungen. | Rosenblüten, Süßholz |
| *Srotas*-blockierend (*Bhisyandi*) | Wichtige negative Wirkung, die einigen Nahrungsmitteln eigen ist und verschiedene Krankheiten verursacht, da sämtliche Transport-prozesse behindert werden. | Käse, Joghurt, sehr fettige und saure Nahrungsmittel |
| Den *Vata*-Fluss-regulierend (*Anulomana*) | Wichtiges Therapiekonzept des Ayurveda, um eine Fehlregulation der *Vata*-Bewegung wie Störungen der Peristaltik und sämtlichen Spasmen vegetativ gesteuerter Muskulatur auszugleichen. | Dillsamen, Kreuzkümmel |
| *Ama*-auskochend (*Pacaca*) | Regt *Agni* auf verschiedenen Stoffwechselebenen an, wodurch Stoffwechselzwischenprodukte (*Ama*) in eine ausscheidungsfähige Form umgewandelt werden. | *Pippali*, Ingwer |
| blutreinigend (*Raktashodana*) | Reinigt das *Rakta-Dhatu* (Blut), ist hilfreich bei Hautkrankheiten, Gicht, Abszessen, Milz- und Leberleiden. | Kurkuma |

Heilkost und wird therapeutisch zur Behandlung aller *Kapha*-Zustände in Form von Suppe und Brot verarbeitet. Sie wirkt reinigend und auskratzend.

**Weizen** ist schwer, feucht und kalt, hat einen süßen Geschmack und verringert *Vata* und *Pitta*, *Kapha* wird erhöht. Weizen ist ein Hauptnahrungsmittel der traditionellen Ayurveda-Ernährung und zeichnet sich durch heilende Qualitäten für Knochenbrüche und Wunden sowie mental stärkende und aphrodisierende Eigenschaften aus.

**Reis** ist süß, nährend und kühlend. Er verfügt über einen süßen Geschmack und hat trotzdem leichte und ölige Eigenschaften. Auf die *Doshas* wirkt er *Vata*- und *Kapha*-erhöhend und *Pitta*-verringernd. Gekochter Reis zählt zu den *Rasayanas*, ist nahrhaft, baut die *Dhatus* auf, vermehrt Muttermilch und erhöht die Samenproduktion. Er wirkt harntreibend, reduziert Urin und wirkt gegen Durchfall. Reisbrühe (*Manda*) zählt zu den wichtigsten Rezepturen der ayurvedischen Diätetik.

## Hülsenfrüchte

Hülsenfrüchte sind laut Ayurveda die besten Proteinträger. Sie versorgen den Körper mit allen Aufbaustoffen für eine aktive Gewebeerneuerung. Speziell Vegetarier und Veganer sollten versuchen, Linsen, Erbsen und Bohnen in den täglichen Speiseplan einzubauen. Am besten verträglich sind Mungbohnen und rote Linsen. Sie eignen sich für alle Konstitutionstypen und müssen vor der Zubereitung nicht eingeweicht werden.

**Mungbohnen (Mung-Dal)** Die Mungbohne ist im Ayurveda die Königin aller Hülsenfrüchte. Sie kann als ganze Bohne mit grüner Schale zubereitet werden oder geschält und halbiert als klassischer Mung-Dal. In beiden Formen ist die Mungbohne trocken, leicht, nicht schleimig und kalt, mit süßem und zusammenziehendem Geschmack. Sie gleicht alle *Doshas* aus, verringert *Kapha* und *Pitta*, und hat keinen negativen Einfluss auf *Vata*. Mungbohnen sind Bestandteil vieler diätetischer Rezepte zur Behandlung von *Pitta*- und *Kapha*-Erkrankungen wie Fettleibigkeit, Diabetes, Atemwegs-, Herz-Kreislauf- und Hauterkrankungen.

**Rote Linsen (Masur-Dal)** sind trocken, leicht und kalt und haben einen süßen Geschmack. Sie verringern *Pitta* und *Kapha*, erhöhen *Vata* und sind hilfreich bei Durchfall und Fieber.

## Gemüse

Frisches Gemüse ist der wichtigste Energieträger in der ayurvedischen Küche und wertvoller Grundbestandteil jeder Mahlzeit. Es lässt sich mit allen anderen Nahrungsmitteln auf verschiedenste Weisen gut kombinieren. In gekochter Form ist es laut Ayurveda leichter verdaulich und kann besser aufgeschlüsselt werden.

**Auberginen** sind eine der wenigen Gemüsearten, die den Körper wärmen. Ihre Eigenschaften sind heiß und weich. Sie haben einen süßen Geschmack und ein scharfes *Vipaka*. Auberginen verringern *Vata* und *Kapha*, können aber *Pitta* erhöhen. Sie sollten stets im Backofen vorgebacken werden und gelten als heilsam bei Arthritis, Ischias und Milzschwellungen sowie -steinen.

**Gurken** wirken kühlend, beruhigend, erfrischend und helfen augenblicklich gegen Magenbrennen. Ihr süßer und zusammenziehender Geschmack macht Gurken zum idealen Nahrungsmittel gegen Übersäuerung und *Pitta*-Störungen. Die Feuchtigkeit gleicht *Vata* aus.

**Möhren** sind ein feuchtes, öliges und leicht verdauliches Gemüse mit süßem und bitterem Geschmack. Sie wirken nährend, harntreibend, stuhlbindend, blutbildend und stärken Augen, Gehirn und Magen. Als altbewährtes *Rasayana* sind sie für ihre vitalisierende Wirkung auf den Zellstoffwechsel bekannt.

**Kürbis** ist ein sehr schonendes, in der Kurernährung gerne verwendetes Gemüse. Er hat kalte Eigenschaften, einen süßen Geschmack, verringert *Pitta* und *Vata*, wirkt aphrodisierend und masseaufbauend.

**Spinat** Die bitteren, kalten und schweren Eigenschaften des Spinats reduzieren *Kapha* und *Pitta* und erhöhen *Vata*. Er ist ein wertvolles Nahrungsmittel bei Anämie, Darmträgheit, Leberbeschwerden, Übergewicht und Hautbeschwerden.

## Früchte

Frische Früchte sind ein Hauptnahrungsmittel im Ayurveda. Sie sind für alle Gewebe gut und aufbauend, wirken kräftigend und tonisierend. Zum Verzehr müssen Früchte richtig reif sein. Unreife Früchte sollten immer gekocht werden. Rohe Früchte sind am Vormittag vor dem Mittagessen am besten verträglich. Am frühen Nachmittag wirken sie ebenfalls nährend, tonisierend und gleichen *Vata* aus.

**Äpfel** sind süß, sauer, zusammenziehend, kalt und schwer. Sie wirken verdauungsfördernd, stuhlbindend, appetitanregend und reduzieren *Pitta* und *Vata*. Von Menschen mit schwachem *Agni* sollten sie gekocht gegessen werden.

**Bananen** Bananen sind süß, kalt, schwer und ölig. Dies macht sie zum idealen Nahrungsmittel für knochige, magere und schwache Menschen. Sie wirken aphrodisierend und helfen gegen Durchfall, trockenen Husten und ein schwaches *Agni*.

**Weintrauben** sind feucht, ölig und kalt, haben einen süßen Geschmack und verringern *Vata* und *Pitta* – ohne einen negativen Einfluss auf *Kapha* auszuüben. Sie sind nährend, abführend, blutreinigend und aphrodisierend; hilfreich bei Durst, Fieber, brennenden Entzündungen, Atemnot, Blutungen, Tuberkulose, Abmagerung, rauer Stimme bzw. Heiserkeit und Alkoholismus.

## Nüsse, Samen und Milchprodukte

Nahrungsmittel mit Gewebe- und *Ojas*-aufbauender Qualität werden ebenfalls als *Rasayanas* zusammengefasst. Dazu zählen unter anderem auch Nüsse, Samen und Milchprodukte.

**Kokosnuss** ist kalt, schwer, ölig und süß. Sie verringert *Vata* und *Pitta*, unterstützt die Verdauungsvorgänge und wirkt antiseptisch auf den Urin. Wegen ihrer aufbauenden Substanzen wird sie im Ayurveda als bewährtes Verjüngungsmittel sehr geschätzt.

**Mandeln** sind schwer, feucht-ölig und kalt, haben einen süßen Geschmack, verringern *Vata* und *Pitta*, erhöhen *Kapha* und sind gut für Gehirn und Nervengewebe.

**Sesam** ist feucht, ölig und heiß, hat einen süßen, bitteren, scharfen und zusammenziehenden Geschmack, stärkt *Agni* und

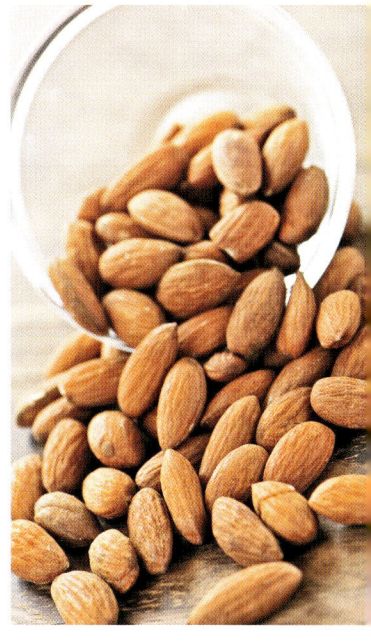

*Bereits sechs Mandeln am Tag helfen gegen Müdigkeit und Erschöpfungszustände.*

verringert *Vata* und *Kapha*. Sein Öl ist stoffwechselanregend und hat die besondere Fähigkeit, die Qualität der zugesetzten Gewürze und Kräuter beim Erhitzen besonders gut weiterzuleiten. Es wird auch als Alternative von Ghee empfohlen.

**Kuhmilch** ist aufgrund ihrer süßen, nährenden, weichen, öligen und kühlenden Eigenschaften als aufbauendes *Rasayana* sehr geschätzt. Sie reduziert *Pitta*, harmonisiert *Vata* und erhöht *Kapha*. Um sie besser verdaulich zu machen, sollte Milch stets mit anregenden Gewürzen eingenommen werden. In falscher Nahrungsmittelkombination wirkt Milch *Ama*-bildend und *Srota*-blockierend.

**Ziegenmilch** ist die wertvollste und am besten verträgliche Milch tierischen Ursprungs. Sie ist leicht und kalt, hat einen süßen und zusammenziehenden Geschmack und verringert *Pitta* und *Kapha*. Sie ist hilfreich bei Durchfall, gut bei entzündlichen Haut- und Schleimhauterkrankungen, Diarrhöe, Auszehrung, Husten, Fieber, Leberzirrhose und Tuberkulose.

**Ghee (gereinigtes Butterfett)** ist das übliche Kochfett im Ayurveda (siehe Seite 124). Es ist kalt, hat einen süßen Geschmack, hält die *Srotas* sauber und verringert *Vata* und *Pitta*. Es fördert *Agni*, ist gut für Gedächtnis und Intellekt und gut gegen Vergiftungszustände, Geisteskrankheiten, Auszehrung und Fieber.

**Honig**  Die Eigenschaften von Honig sind leicht und kalt, mit süßem und zusammenziehendem Geschmack. Er verringert alle drei *Doshas* und ist antiseptisch, antibakteriell, blutstillend und der ideale Wundverband. Aufgrund seines scharfen Geschmacks nach der Verdauung (*Katu-Vipaka*) reduziert Honig *Kapha* und Fettgewebe (*Meda Dhatu*), fördert *Agni* und kann bis in die feinsten Kanäle des Körpers eindringen. Therapeutisch eingesetzt wird er zur Gewichtsreduktion, für Stimme, Hautfärbung und das Herz sowie bei Husten und Asthma.

## Gewürze

Durch die Zubereitung mit Gewürzen können unpassende Eigenschaften der Nahrungsmittel ausgeglichen werden. Die Auswahl und Menge der Gewürze ist auf das persönliche Geschmacksempfinden, die Konstitution und die Jahreszeit abgestimmt.

**Ajwain**  Königskümmel (lat. *Trachyspermum ammi)* hat leichte, heiße, ölige und scharf penetrierende Eigenschaften sowie einen scharfen und bitteren Geschmack. Er wirkt appetitanregend, verdauungsfördernd, entblähend, entkrampfend und auswurffördernd.

**Bockshornklee** (lat. *Trigonella foenumgraecum*) bringt kleine, leicht bittere Samen hervor, welche in der indischen Küche als *Methi* bekannt sind. Sie sind ein gutes Tonikum bei Schwächezuständen, in der Rekonvaleszenz und nach der Schwangerschaft. Innerlich wirkt Bockshornklee gegen Dyspepsie (Reizmagen), Durchfall (speziell beim Kindbettfieber) und Rheuma. Als Tee, Gewürz oder frische Keimlinge belebt er den Stoffwechsel, die Verdauung und die Bauchspeicheldrüsenfunktionen. Er lindert *Kapha*-Beschwerden, stärkt die Nerven und dient als Verjüngungsmittel.

**Cayennepfeffer, rote Chilis** (lat. *Capsicum frutescens*) haben eine intensive und brennende Schärfe, sodass man diese äußerst vorsichtig dosieren sollte. Mit der Zeit kann man die Würzmenge etwas steigern. *Pitta*-Typen sollten auf Chilis verzichten, es sei denn, sie leiden unter einem schwachen *Agni*. In diesem Fall wäre eine kleine Menge anzuraten, da Chili schneller auf *Agni* wirkt als auf *Pitta*. Für den trägen *Kapha*-Stoffwechsel (*Manda-Agni*) wirkt Chili ausgesprochen anregend und baut Fettgewebe ab.

**Hing, Asafoetida** Asafoetida (lat. *Ferula asafoetida*) hat heiße und scharf penetrierende Eigenschaften, einen scharfen Geschmack, verringert *Vata* und *Kapha*, erhöht *Pitta*. Es wirkt entkrampfend und menstruationsfördernd. Es ist *Agni*-anregend und hilft, schwere Speisen leichter verdaulich zu machen, und wirkt gegen Übelkeit, Brechreiz, Durchfall und vertreibt Blähungen.

**Ingwer** (lat. *Zingiber officinale*). Im Ayurveda unterscheiden wir die Wirkung des getrockneten Ingwers (*Sunti*) und des frischen Ingwers (*Ardraka*). Nach der Verdauung hat frischer Ingwer einen scharfen Geschmack (*Katu Vipaka*) und getrockneter Ingwer einen süßen Geschmack (*Madhura Vipaka*). Ingwer kann zu allen Speisen verwendet werden, sollte jedoch nicht im Hochsommer bei großer Hitze gegessen werden. Er gilt als Allheilmittel und wird besonders zur *Agni*-Stärkung und zum *Ama*-Abbau eingesetzt.

**Kardamom** (lat. *Elettaria cardamomum*) gehört zu der Gattung der Ingwergewächse und wird zum Verfeinern unterschiedlichster Speisen verwendet. Da er leicht, trocken und kalt ist, wird er besonders im Sommer und zur Verringerung von *Pitta* eingesetzt. Er hat einen süßen, scharfen und bitteren Geschmack, ist appetitanregend und harntreibend. Zusammen mit Ingwer und Kurkuma neutralisiert Kardamom die schleimbildende Wirkung der Milch.

**Koriander** (lat. *Coriandrum sativum*) hat kalte Eigenschaften, verringert *Pitta*, wirkt entblähend, appetitanregend, harntreibend und ist gut für die Augen. Die gerösteten und anschließend gemahlenen Samen helfen bei Rheuma, Kolik (verursacht durch Blähungen), Neuralgie, rauem Hals, Verdauungsstörungen, Erbrechen, Katarrh (Entzündung der Schleimhäute) und Problemen mit der Galle.

**Kreuzkümmel, Cumin** (lat. *Cuminum cyminum*) hat leichte, heiße, trockene und scharf penetrierende Eigenschaften, einen scharfen und bitteren Geschmack und ist spitz (scharf penetrierend) und heiß. Er verringert *Kapha*, reguliert *Vata* und ist appetitanregend, blähungstreibend, harntreibend und hilfreich bei Hämorrhoiden und Erkrankungen des Harntrakts.

**Kurkuma, Gelbwurz** (lat. *Curcuma longa*) hat heiße und trockene Eigenschaften, einen scharfen, bitteren und zusammenziehenden Geschmack, verringert alle drei *Doshas* und ist für seine antiseptische, entzündungshemmende, blutreinigende, hauttherapeutische Wirkung bekannt.

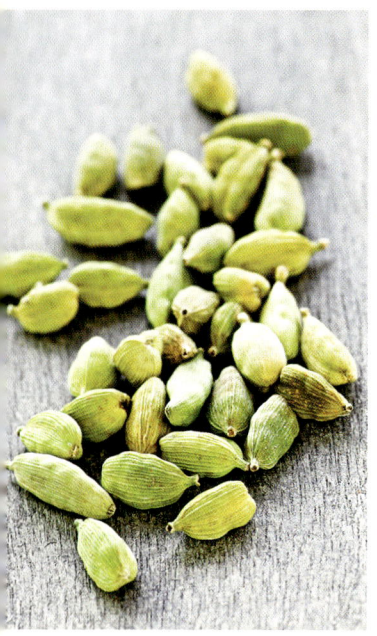

*Kardamomkapseln werden bei Sodbrennen, Mundgeruch und Übelkeit empfohlen.*

**Nelken** (lat. *Syzygium aromaticum*) haben leichte und kalte Eigenschaften, einen bitteren und scharfen Geschmack, verringern *Kapha* und *Pitta*. Sie wirken appetitanregend, verdauungsfördernd, lindern den Durst und sind gut bei Erbrechen, Schluckauf, Asthma, Kopf- und Zahnschmerzen. Ihre blutreinigende, schmerzlindernde und verdauungsfördernde Wirkungsweise wird sehr geschätzt.

**Pfeffer** Ähnlich wie Ingwer wirkt schwarzer Pfeffer gegen Blähungen und leicht fiebersenkend. Es gibt viele verschiedene Sorten, wobei der Lange Pfeffer, der Ingwerpfeffer und der schwarze Pfeffer (lat. *Piper nigrum*) im Ayurveda am meisten empfohlen werden. Pfeffer besitzt entzündungshemmende Eigenschaften und reguliert den Wasserhaushalt im Darm. Pippali (lat. *Piper longum*), der Lange Pfeffer, hat zwar einen scharfen Geschmack, aber ein süßes *Vipaka* nach der Verdauung. Damit nimmt *Pippali* eine spezielle Rolle in der ayurvedischen Diätetik ein, da er eine anregende Wirkung auf *Agni* hat, ohne *Pitta* zu stark zu erhöhen.

## Heilkräuter

Aus der Vielfalt der verwendeten Heilpflanzen gibt es einige, die entweder auch in Europa wachsen oder heute in Europa leicht erhältlich sind. Die Dosierungen und beschriebenen Anwendungsmöglichkeiten sind auf eine primäre Gesundheitsfürsorge abgestimmt.

**Nabelkraut, Brahmi** (lat. *Bacopa monnieri*) ist eine der wichtigsten ayurvedischen Heilpflanzen für das psychische Gleichgewicht und bei geistigen Störungen. Durch seine leichten und heißen Eigenschaften und den bitteren Geschmack wirkt es sehr kontrollierend auf *Kapha* und *Vata*. Die Pflanze wirkt analgetisch, antikonvulsiv, verbessert das Gedächtnis, ist gut für Herz und Haut sowie bei Menstruationsbeschwerden. Normalerweise wird das Pulver der gesamten getrockneten Pflanze in einer Dosis von 2 bis 3 Gramm 2-mal täglich mit Wasser verwendet.

**Indische Myrrhe, Guggulu** Das Gummiharz von Guggulu ((lat. *Commiphora mukul*) kontrolliert alle drei *Doshas,* wirkt analgetisch, antiseptisch und ist effektiv bei Arthritis, Lymphstauungen und Fettleibigkeit. Es senkt den Cholesterinspiegel und reinigt die Blutgefäße. Dosis: 1 Gramm, 2- bis 3-mal mit heißem Wasser.

**Süßholz, Yastimadhu** (lat. *Glycyrrhiza glabra*) stellt ein wertvolles *Rasayana* (Verjüngungsmittel) in der ayurvedischen Pflanzenheilkunde dar. Es verfügt über schwere, kalte und ölige Eigenschaften, einen süßen Geschmack und kontrolliert *Vata* und *Pitta*. Die Wurzel ist gut für Hals, Haare, Augen und wirkt kräftigend. Sie wirkt außerdem homöostatisch, abführend und hilft bei Magengeschwüren, Husten, Halsschmerzen und Magenübersäuerung. Verwendet werden die Wurzeln: 3 bis 6 Gramm, 2-mal täglich mit Wasser.

**Weihrauch, Shallaki** (lat. *Boswellia serrata*). Das Harz des Weihrauchs ist eines der populärsten Ayurveda-Heilmittel. Seine therapeutischen Möglichkeiten bei Asthma und Arthritis sind bekannt. Es besitzt leichte und scharf penetrierende Eigenschaften, scharfen und bitteren Geschmack und kontrolliert *Kapha* und *Pitta*. Es wirkt schmerzlindernd, entzündungshemmend und entschleimend und ist hilfreich bei Arthritis und Bronchitis. Die übliche Dosis beträgt 1 bis 3 Gramm, 2- bis 3-mal täglich mit heißem Wasser.

**Schwarzkümmel, Upakuncika** (lat. *Nigella sativa*) ist ein Therapeutikum für Allergiker. Mit seinen leichten, trockenen und scharf penetrierenden Eigenschaften und dem scharfen und bitteren Geschmack reduziert er *Kapha* und *Vata* und erhöht *Pitta*. Auch wirkt er sehr anregend auf den Stoffwechsel (*Agni*) ein. Schwarzkümmel wirkt schmerzlindernd, fördert die Ausscheidung, Entschleimung und die Milchbildung. Auch die Fortpflanzungsorgane der Frau werden positiv stimuliert. Verwendet werden die Samen in einer Dosis von 1 bis 3 Gramm, 2-mal täglich mit warmem Wasser. Lokal angewendet, ist er hilfreich bei Haarausfall und Arthritis.

# VIHARA
## GESUNDES VERHALTEN FÜR JEDEN TAG

**Gesundheit ist im Ayurveda weitaus mehr als nur ein Zustand ohne Krankheit. Wer gesund ist, der verfügt über ein hohes Maß an Lebensenergie und fühlt sich auf körperlicher, mentaler und seelischer Ebene glücklich, erfüllt und kraftvoll. Äußerliche Anzeichen dafür sind eine gute Ausstrahlung, schöne Haut und volle Stimme.**

Der ayurvedische Ausdruck für einen gesunden Zustand ist »Svastha« – was so viel bedeutet wie »im Selbst verweilen«. Damit erklärt allein der Begriff Gesundheit (*Svastha*) seine spirituelle und ganzheitliche Bedeutung: »Wahrhaft gesund ist der, dessen Körper, Geist und Seele sich in einem dynamischen Gleichgewicht befinden«, so lautet eines der bekanntesten Zitate der alten Schriften. Solange wir in Kontakt mit unserem wahren Selbst, unserer innersten Natur (*Prakriti*) sind, befinden wir uns in einem ausgeglichenen und kraftvollen Zustand auf allen Ebenen unserer Persönlichkeit.

Abgeleitet von *Svastha* ist die ayurvedische Lebenskunde *Svasthavritta*. Diese lehrt uns gesundheitsfördernde Maßnahmen (*Vihara*), die uns helfen, die täglichen Belastungen – wie sie z. B. durch das Wetter, die Arbeitsbedingungen oder psychische Anspannung her-

## Zyklische Einflüsse auf die Doshas

Ayurveda erkennt zyklische Einflüsse, welche die *Doshas* ins Ungleichgewicht bringen können.

| Einflüsse | Vata | Pitta | Kapha |
|---|---|---|---|
| Tagesphase | Letztes Drittel des Tages | Mittagszeit und Mitternacht | Erstes Drittel des Tages |
| Lebensphase | Im vorangeschrittenen Alter (ab 60 Jahre) | Mittlerer Lebensabschnitt (von Pubertät bis Wechseljahre) | Erster Lebensabschnitt (Kindheit) |
| Zyklusphase | Während und direkt nach der Menstruation | Vor der Menstruation | Während des Eisprungs |
| Verdauungsphase | Nach Beendigung der Verdauung | Während der Verdauung | Unmittelbar nach der Nahrungsaufnahme |
| Wetter | Wind und Kälte | Sonne, Hitze | Nass-kalte Witterung |
| Sinne | Überreizung der Sinnesorgane, speziell Ohren | Überreizung der Sinnesorgane, speziell Augen | Mangel an Sinneseindrücken |
| Aktivitäten | Übermäßige Aktivitäten, viel Sprechen, Zeitdruck | Übermäßiger Ärger und Wettbewerb | Bewegungsmangel, Tagesschlaf |

vorgerufen werden können – auszugleichen. Gemeinsam mit der richtigen Ernährung (*Ahara*) bilden sie die Säulen für unser inneres und äußeres Gleichgewicht, das sich in Wohlbefinden äußert. Alle gesundheitsfördernden Empfehlungen (*Vihara*) bauen *Ojas*

(Lebensenergie und Immunität) auf und lassen uns neue Kraft schöpfen. Als ideale Präventionsmaßnahmen erhalten sie die Gesundheit bis in das hohe Alter, unterstützen auch den Regenerationsprozess bei schweren Erkrankungen und sind wichtiger Teil der täglichen Körperpflege.

## Gesundheitsfördernde Maßnahmen

Für die Gesundheit des Menschen ist der harmonische Kontakt zur Natur unersetzlich. Leben wir im Einklang mit den natürlichen Zyklen der Tages- und Jahreszeiten, so können wir arbeits-, stress- oder jahreszeitenbedingte Belastungsfaktoren ausgleichen. Dies geschieht mit Hilfe der ayurvedischen Regeln und Maßnahmen:

**Dinacarya** die tägliche Morgenroutine

**Ritucarya** spezielle Verhaltensregeln gemäß den Jahreszeiten

**Rasayana** energiesteigernde Maßnahmen zur Verjüngung

**Vajikarana** aphrodisierende Maßnahmen für eine erfüllte Sexualität und gesunde Nachkommenschaft

# Leben im Einklang mit der inneren Dosha-Uhr

Jeder Tag wird von unserer inneren *Dosha*-Uhr bestimmt: Diese tickt im Vier-Stunden-Takt und prägt unsere Lebensenergie und Verdauungskraft. Je nach Tageszeit übernimmt ein anderes *Dosha* die Führung, beeinflusst *Agni* und steuert die Gemütslage und Aktivitäten in dieser Zeit.

## Morgenzeit ist Kaphazeit

Für die meisten Menschen beginnt der Tag während der morgendlichen *Kapha*-Phase. Diese startet ab 6:00 Uhr und erreicht gegen 9:00 Uhr ihren Höhepunkt. Wer bis dahin noch schlafend im Bett liegt, kann die Schwere, Bewegungslosigkeit und Dumpfheit von zu

## Die Dosha-Phasen des Tages und der Nacht

| Tageszyklus | Nachtzyklus | Dosha |
|---|---|---|
| 06:00 – 10:00 Uhr | 18:00 – 22:00 Uhr | *Kapha* |
| 10:00 – 14:00 Uhr | 22:00 – 02:00 Uhr | *Pitta* |
| 14:00 – 18:00 Uhr | 02:00 – 06:00 Uhr | *Vata* |

viel *Kapha* unmittelbar spüren. Aus diesem Grunde empfiehlt die ayurvedische Gesundheitslehre auch, früh aufzustehen. Der optimale Zeitpunkt, die *Kapha*-Schwere des Schlafs abzuschütteln ist zum Anfang der *Kapha*-Phase zwischen 6:00 und 7:00 Uhr. Direkt nach dem Aufstehen sollte der Körper in seinem Reinigungs- und Ausscheidungsprozess unterstützt werden. Wir entleeren die Blase und den Darm und scheiden damit überschüssige Abfallprodukte (*Malas*) aus. Ein Glas heißes Wasser direkt nach dem Aufstehen ist dabei der optimale Stoffwechselaktivator. Dann folgt die ayurvedische Morgenroutine *Dinacarya* (siehe Seite 101). Diese ausführliche Morgentoilette reinigt und belebt alle Sinnesorgane, pflegt und verjüngt Haut und Organe, kräftigt die Zähne und hilft gegen Mundgeruch. Bereichern wir unsere Morgenroutine zusätzlich noch mit einem Bewegungsprogramm, welches etwa aus Yoga oder einem Waldlauf besteht, führen wir dem Körper ein Optimum an vitaler Lebensenergie zu, welche den *Ojas*-Haushalt belebt.

### Mittagszeit ist Pitta-Zeit

Steigt die Sonne am Himmel in den Zenit, so steigert sich auch das innere Feuer. Zur Mittagszeit brennt das *Pitta* am stärksten, was uns viel Energie, Tatendrang und großen Appetit beschert. Die Aufnahmefähigkeit des Verdauungssystems ist nun besonders gut, und mit den guten Verdauungssäften können selbst schwere und kalte Nahrungsmittel gut verdaut werden. Aus diesem Grund empfiehlt Ayurveda immer, zur Mittagszeit die Hauptmahlzeit einzunehmen. Direkt nach der Einnahme der Mittagsmahlzeit ist das *Kapha* wieder sehr hoch, trotz dominanter *Pitta*-Phase. Ein Mittagsschlaf sollte tunlichst gemieden werden. Besser ist ein kleiner Verdauungsspaziergang oder ein bitterer Verdauungskaffee oder -tee.

## Vata-Schwankungen am Nachmittag

Von 14:00 bis 18:00 Uhr regiert *Vata* die innere Bio-Uhr. Dies regt einerseits die Kommunikationsfähigkeit, Kreativität und Flexibilität an, führt andererseits aber auch zu Konzentrationsmangel, Unterzuckerung und Energieschwankungen. Die Verdauungskraft ist in dieser Zeit sehr schwankend, und Energie kann nur schlecht gespeichert werden. Deshalb reagieren manche Menschen zu dieser Tageszeit besonders anfällig auf übermäßigen Stress und verlieren ihre Leistungsfähigkeit und Dynamik. Um dies zu vermeiden, sollte unbedingt eine regelmäßige Zwischenmahlzeit mit gesunden Energiespendern, wie Nüssen, Trockenfrüchten oder einer Gemüsebrühe, zum Höhepunkt der *Vata*-Energie gegen 16:30 bis 17:00 Uhr eingeführt werden.

## Kapha-Regeneration am Abend

Der Abend und das Abendessen sind wieder von *Kapha* geprägt. Dies bedeutet, dass der Körper einerseits seine Ruhe und Regenerationsfähigkeit findet, andererseits aber auch zu Trägheit und Schlackenbildung (*Ama*) neigt. Das *Srota*-System reagiert am Abend empfindlich auf schwere, saure, fermentierte und kalte Speisen und Getränke. Diese zu reduzieren ist eine der wichtigsten Ayurveda-Regeln für den Abend. Mit Beginn der *Kapha*-Zeit sinkt

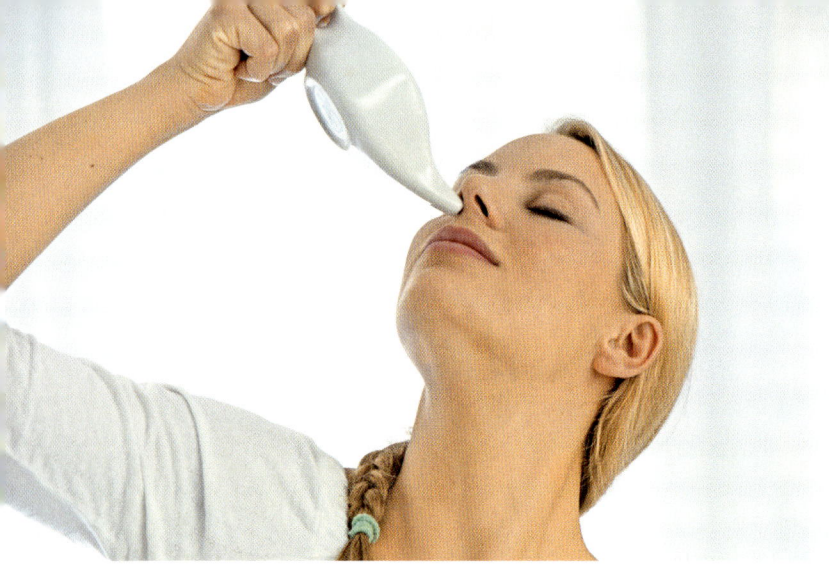

*Nasya, die Nasenspülung, ist eine optimale Präventionsmaßnahme gegen Erkältungserkrankungen und Allergien.*

die Verdauungskraft rapide ab. Empfehlenswert ist es, ein frühes Abendessen einzunehmen und auch nicht zu spät zu Bett zu gehen. Die Abendmahlzeit sollte jedoch unbedingt drei Stunden vor dem Schlafengehen beendet sein.

## Um Mitternacht arbeitet der Zellstoffwechsel

Ab 22:00 Uhr steigt das *Pitta* wieder an, welches nun für die Zellerneuerung und den Gewebsaufbau überaus wichtig ist. Um den Zellstoffwechsel in seinem Erneuerungsprozess zu unterstützen, rät Ayurveda ab vom abendlichen Naschen und empfiehlt stattdessen eine Tasse warme Milch mit Gewürzen und Kräutern – wie Safran, Muskat, Ingwer, *Ashwaganda* – als ausgleichendes *Rasayana*.

## Vata beherrscht die frühen Morgenstunden

Der tägliche *Dosha*-Kreislauf schließt sich mit der frühmorgendlichen *Vata*-Phase von 2:00 Uhr bis 6:00 Uhr: Die dynamischen Bewegungen des Stoffwechsels sind nun besonders hoch und die

Ausscheidungsorgane arbeiten auf Hochtouren. Viele Menschen erleben in der *Vata*-Phase einen unruhigen Schlaf. Wer am Morgen eine spirituelle Praxis mit Meditation und geistigem Studium absolvieren möchte, der sollte dies vor Sonnenaufgang tun.

# Die ayurvedische Morgenroutine

Die Morgenroutine *(Dinacarya)* unterstützt den Körper in seiner morgendlichen Ausscheidungsphase. Das morgendliche Ritual beschreibt ein umfassendes Reinigungsprogramm mit Zungeschaben, Ölgurgeln, Ölmassage und Nasendusche.

## Ablauf der ayurvedischen Morgenroutine

**Früh aufstehen und den Stoffwechsel ankurbeln** Direkt nach dem Aufstehen ein bis zwei Gläser warmes Wasser trinken. Dies ist wie duschen von innen, putzt die *Srotas* und regt die Verdauung und Ausscheidung an. Je länger das Wasser vor dem Trinken gekocht wurde, umso besser reinigend ist es. Optimal ist es, das Wasser im Kessel 15 Minuten köcheln zu lassen. Die vollständige Mundhygiene beginnt optimalerweise, nachdem der Körper sich von seinen Abfallprodukten (*Malas*) befreit hat. Sie beinhaltet neben Zähneputzen auch eine Zungenreinigung und Öl-Mundspülung:

**Zunge schaben** Beim Zungeschaben werden überschüssige Beläge entfernt. Dazu verwendet man einen kleinen Löffel oder speziellen Zungenschaber, mit dem die Zunge mehrfach vom hinteren Gaumenbereich bis zur Zungenspitze sanft abgeschabt wird. Die Zungenreinigung verleiht dem gesamten Mundraum Frische, verhütet Mundgeruch und befreit die Zunge von ihren *Ama*-Absorptionen.

**Ölziehen** Beim Ölziehen (*Gandusha*) wird der Mund mit einer fettigen Substanz für einige Minuten ausgespült. Die Anwendung wird auch medizinisch empfohlen und hat entsprechende Substanzen zum *Dosha*-Ausgleich: Ghee bei *Pitta*-Störungen wie Übersäuerung oder Mundaften, und Sesamöl zum *Vata*- oder *Kapha*-Ausgleich. Liegt eine starke Verschleimung vor, kann zusätzlich auch etwas Honig beigemischt werden. *Gandusha* wirkt hervorragend zur Reinigung der Mundschleimhäute und zur Linderung von entzündetem Zahnfleisch, Zahnfleischbluten und Paradontose. Mit dem Öl werden toxische Substanzen aus den Schleimhäuten gelöst, das gesamte Enzymsystem gestärkt, die Verdauungskraft verbessert und das Geschmacksempfinden intensiviert. Nachdem der Mund einige Minuten lang mit 1 bis 2 Esslöffel Öl ausgespült wurde, wird das Öl ausgespuckt, und der Mund kann mit einem Glas Wasser nachgespült werden. Dies beseitigt auch einen öligen Nachgeschmack.

**Die Nasenspülung,** das sogenannte *Nethi*, reinigt die Nase mit Salzwasser und befreit damit die gesamte Nasen-Nebenhöhlen-Region spürbar. Starke Schleimbildung und die Neigung zu Erkältungskrankheiten können reduziert werden. Für die Reinigungstechnik der Nasenschleimhäute (*Nethi*) benutzt man eine Schnabeltasse (*Nethi*-Kännchen). Diese kleine Kanne wird mit lauwarmem Wasser gefüllt und ½ Teelöffel Salz (bei ca. ½ Liter Wasser) hinzugefügt. Die Menge des Salzes und die Temperatur des Wassers kann so lange variiert werden, bis keine Reizung der Schleimhäute mehr auftritt. Man führt die Schnute vorsichtig an die Öffnung eines Nasenflügels und legt, über das Waschbecken gebeugt, den Kopf nach vorn und zur Seite, sodass die Ohren übereinander liegen. Bei geöffnetem Mund lässt man das Wasser nun durch ein Nasenloch hineinfließen. Wie von selbst fließt es bei einer innerlich entspannten Haltung durch die andere Öffnung wieder heraus. Man benutzt ¼ Liter Wasser je Seite, die man natürlich wechselt. Nach dieser Reinigung sollten die Nasengänge durch forciertes Ausstoßen von Luft getrocknet werden. Anschließend werden die Nasenlöcher mit einem Tropfen Ghee oder Sesamöl benetzt.

**Ölmassage** Anschließend kann eine Öl-Massage (*Abhyanga*) folgen, um die beeinträchtigten *Doshas* zu harmonisieren. Hier wird der Körper kräftig mit einem natürlichen Sesam- oder Kräuteröl eingerieben. Man sollte so lange Öl auf die Haut geben, bis diese keines mehr aufnehmen kann, und das Öl ca. 20 Minuten einziehen lassen. Danach den Körper heiß duschen oder baden. Durch die morgendliche Ölmassage werden toxische Ablagerungen in den Körpergeweben gebunden und gelöst. Sie reduziert *Vata*, verbessert die Sehfähigkeit, fördert den Schlaf und wirkt nährend und stärkend auf die Haut.

# Ritucarya – Verhaltensregeln für die Jahreszeiten

Die Jahreszeiten haben einen großen Einfluss auf das körperliche und psychische Wohlbefinden. Entsprechend der persönlichen Konstitution reagiert jeder unterschiedlich auf die veränderten Witterungsverhältnisse und neigt zu typentsprechenden Störungen. Die ayurvedische Gesundheitslehre legt großen Wert auf jahreszeitlich abgestimmte Ernährungs- und Verhaltensregeln, um die Gesundheit zu stärken und Krankheitsanfälligkeiten zu reduzieren.

## Begriffsbestimmung

Der Begriff *Ritucarya* wird normalerweise als jahreszeitliche Verhaltensregeln übersetzt. Korrekterweise ist ein *Ritu* aber keine Jahreszeit, sondern eine Periode von zwei Monaten, die auf der Position der Sonne in den Tierkreiszeichen basiert. Dementsprechend ist die Praxis von *Ritucarya* mit ihren Empfehlungen für die richtige Nahrung, Aktivitäten, Gewohnheiten und Lebensstil nach den astrologischen und astronomischen Gesetzmäßigkeiten ausgerichtet und schützt uns vor den schädlichen Wirkungen des Jahreszyklus mit seinen sechs Perioden (*Ritus*).

## Das Wetter

Bei der Auswahl und Zubereitung der Nahrung sind das Wetter und das individuelle Befinden innerhalb einer Jahreszeit von großer Bedeutung. Die täglichen Speisen sollten immer einen Ausgleich zu den äußeren Umständen schaffen und so den Körper in seinem inneren Gleichgewicht halten. Überträgt man das Wissen um die *Ritus* in die hiesige Jahreszeiteneinteilung, so würde man aus ayurvedischer Sicht sagen: Im Zyklus der Jahreszeiten dominiert

- *Kapha* im kalten und feuchten Frühjahr
- *Pitta* im heißen Sommer
- *Vata* im windigen Spätherbst und kalten Winter

## Ganzheitliche Empfehlungen für jede Jahreszeit

**Der frühe Winter** Der frühe Winter (*Hemanta Ritu*) beginnt im Oktober und endet im Dezember. Während des frühen Winters ist unser Stoffwechsel (*Agni*) sehr stark, denn er wird durch den Kontakt mit kaltem Wind in Gang gehalten. Selbst ein normalerweise eher schwaches Verdauungssystem ist nun in der Lage, schwere Nahrung zu verdauen. Daher ist es nun besonders wichtig, auf die gute Qualität der Nahrung zu achten. Essen wir zu wenig oder zu leichte Nahrung, so laufen wir Gefahr, unsere Kraftreserven durch den außerordentlich aktiven Stoffwechsel zu verbrennen. Um dies zu vermeiden, dürfen wir fettig-ölige Speisen sowie saure, salzige und süße Nahrungsmittel zu uns nehmen. Besonders gut sind nun Milchprodukte, Reis und Honig. Zur Gewichtsreduktion ist der frühe Winter eine ideale Jahreszeit, denn das starke *Agni* reduziert *Kapha* und verbrennt Fettgewebe. In diesem Falle sollte dies mit einer *Kapha*-reduzierenden Diät unterstützt werden.

**Der späte Winter** Im späten Winter (*Shishima Ritu*) ist der Abbau von Körpergewebe gestoppt. Ab der letzten Dezemberwoche baut der Körper *Kapha* auf, um sich vor Kälte und Auszehrung zu schützen. Auch das Immunsystem erfährt eine Stärkung durch das vermehrte *Kapha*. Unser Stoffwechsel ist noch sehr aktiv, doch er baut nun Körpergewebe auf, um *Vata*-Störungen vorzubeugen. Da die kalte und raue Jahreszeit des Winters das *Vata* erhöht, sollten regelmäßige Ölmassagen, warme Kleidung und ölige Nahrungsmittel bevorzugt werden. Kalte Nahrung und Getränke, trockene Speisen und Reduktionskuren sollten in dieser Periode gemieden werden. Alles was nährt, wärmt und stärkt gleicht die gesundheitlichen Belastungen des Winters aus: Alle *Rasayana*-Nahrungsmittel wie Milch, Ghee, Mandeln, Nüsse und Trockenfrüchte sind nun empfehlenswert. Für die innere Wärme und Stabilität ist es sehr wohltuend, über den Tag verteilt heißes Wasser zu trinken. Auch ein oder zwei Gläser Wein sind in dieser Jahresperiode erlaubt, bzw. aus-

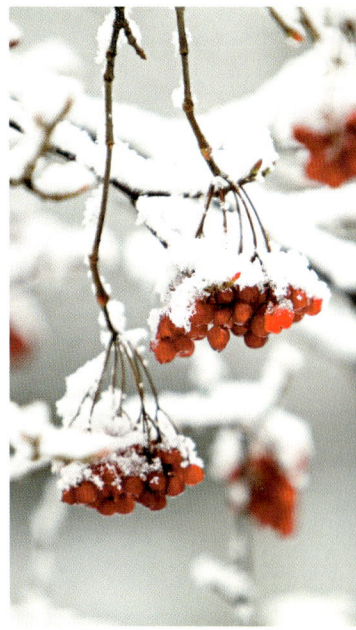

*Im Winter lassen Wind und Kälte das Vata-Dosha ansteigen.*

drücklich empfohlen. In den ayurvedischen Schriften wird ausdrücklich betont, dass der Winter die ideale Periode für sexuelle Aktivitäten darstellt. Alle Fortpflanzungsorgane und Hormone arbeiten nun besonders gut, und wir können uns an vielen kuscheligen, sinnlichen und erotischen Stunden erfreuen, wenn es draußen immer kälter und unfreundlicher wird und wir uns im trockenen, warmen Zimmer aufhalten.

**Der Frühling** Der Frühling (*Vasanta Ritu*) beginnt aus ayurvedischer Sicht ab Ende Februar. So wie der gefrorene Winterschnee im Frühling zu schmelzen beginnt, wird das im Winter angesammelte *Kapha* abgebaut. Um diesen Reinigungsprozess zu unterstützen, sind alle *Kapha*-reduzierenden Ernährungsregeln empfehlenswert. Nahrungsmittel mit bitterem Geschmack oder leichter und zusammenziehender Qualität, wie Blattgemüse, Gartenkräuter, Hülsenfrüchte sowie scharfe Gewürze, wirken nun ausgleichend und befreiend. Als intensive Reinigungskur werden Spezialdiäten mit kurzen Fastenzeiten oder therapeutisches Erbrechen durchgeführt. Das Schlafen am Mittag oder Tag sollte unter allen Umständen ebenso vermieden werden wie schwere, saure und süße Nahrung. Stattdessen sind Körperübungen, trockene Massagen und der Genuss von Gerste, warmem Wasser und alkoholischen Getränken ratsam. Eine gemäßigte sexuelle Aktivität wird empfohlen.

**Der frühe Sommer** Der frühe Sommer (*Grishma Ritu*) beginnt Ende April und zeichnet sich durch Wärme und Trockenheit aus. So wie die Sonne in dieser Zeit strahlender wird und der Natur Feuchtigkeit entzieht, reagieren auch unsere inneren Körperfunktionen. Zum Ausgleich ist der Genuss von süßen, kalten, flüssigen und ölig-fettigen Speisen und Getränken empfehlenswert. Saure, salzige, scharfe und heiße Nahrungsmittel und alkoholische Getränke sollten eher gemieden werden. Im Ayurveda wird nun alles, was kühlt, bevorzugt. Tragen von Perlen am Körper und der Aufenthalt in Wäldern und Orten mit kühlem Wasser ist ratsam. Viel Schlaf – auch tagsüber – ist erlaubt. Sex und körperliche Übungen stattdessen erhitzen nun den Organismus und rauben ihm seine Kräfte.

**Der späte Sommer** Ab Ende Juni beginnt der späte Sommer (*Varsha Ritu*), und nun arbeitet die Verdauung vergleichsweise schwach. Wir haben zwar ein hohes *Pitta*, doch nur wenig *Agni* zur Verfügung. Zusätzlich ist aufgrund der Trockenheit in der Atmosphäre *Vata* erhöht. Alle diese Faktoren machen den Körper sehr empfindlich und schwach. Um nicht auszuzehren, sollte ein gemäßigter Lebensstil angenommen werden, indem übermäßige Sonne,

## Die Jahreszeiten im Überblick

| Jahreszeit | Indische Bezeichnung | Zeitspanne | Astrologischer Kalender |
|---|---|---|---|
| Früher Winter | *Hemanta Ritu* | 22. Okt. – 21. Dez. | Sonne im Skorpion und Schützen |
| Später Winter | *Shishima Ritu* | 22. Dez. – 21. Feb. | Sonne im Steinbock und Wassermann |
| Frühling | *Vasanta Ritu* | 22. Feb. – 21. April | Sonne im Fisch und Widder |
| Früher Sommer | *Grishma Ritu* | 22. April – 21. Juni | Sonne im Stier und Zwilling |
| Später Sommer | *Varsha Ritu* | 22. Juni – 21. Aug. | Sonne im Krebs und Löwen |
| Herbst | *Sharada Ritu* | 22. Aug. – 21. Okt. | Sonne in der Jungfrau und Waage |

Sex und Körperübungen vermieden werden. Zur inneren Stärkung ist es empfehlenswert, viel Honig zu essen und die täglichen Speisen aus leichten Gemüsearten, frischen Salaten, Kräutern und kalt gepressten Ölen zusammenzustellen.

**Der Herbst** Ab Ende August beginnt der Herbst *(Sharada Ritu)* und damit eine der besten Jahreszeiten aus ayurvedischer Sicht. Das *Pitta* ist stark, und der Organismus hat innere Hitze angesammelt, welche viel Energie und Tatkraft verleiht. Auch die Haut und die Verdauungsorgane können typische *Pitta*-Symptome wie Brennen, Rötungen oder Entzündungen aufweisen. Zum Ausgleich sind natürlich süße, leichte, kalte und bittere Nahrungsmittel und Getränke zusammen mit Reis, Gerste, Weizen und Ghee zu empfehlen. Therapeutisches Abführen ist nützlich, um das erhöhte *Pitta* auszuleiten. Sonne, Öl, Joghurt und Tagesschlaf sollte man meiden.

# Ayurveda-Empfehlungen für jede Altersstufe

Der größte Zyklus unseres Lebens schwingt in den verschiedenen Alters- und Entwicklungsstufen, die unser Leben von Geburt bis zum Tod prägen. Als Wissen vom Leben kennt Ayurveda die richtigen Verhaltensregeln, die den Menschen in jeder Phase seines Lebens gesund erhalten und die Entwicklung fördern. Dies startet bereits vor der Zeugung mit Maßnahmen zur Optimierung der Fortpflanzungsgewebe sowie speziellen Massagen und Kräuterrezepturen während der Schwangerschaft und endet mit geriatrischen Empfehlungen und Präparaten (*Rasa shastra*) zur Steigerung der Lebensqualität und -dauer im Alter.

## Lebensphasen

Die ayurvedische Ernährungs- und Gesundheitslehre berücksichtigt in ihrer individuellen Anwendungsform auch das Lebensalter des Menschen. Dabei werden die Lebensphasen entsprechend der *Dosha*-Ausprägung in drei große Abschnitte eingeteilt:

**In der Kindheit** herrscht *Kapha* vor, in der Lebensmitte *Pitta* und im Alter *Vata*. Diese zyklische Dominanz wirkt sich auch auf die Krankheitsanfälligkeit des Einzelnen aus: In der Kindheit sind wir besonders anfällig gegenüber schleimbildenden Erkrankungen im Kopf und Brustraum (*Kapha*-Region des Körpers).

**In der Lebensmitte** treten häufig von Hitze und Säure geprägte *Pitta*-Beschwerden wie Magenreizungen, Migräne oder Menstruationsbeschwerden auf.

**Im Alter** sind die Beschwerden allesamt von *Vata* dominiert.

Übergangsphasen wie die Pubertät oder die Meno-, bzw. Andropause werden von starken Schwankungen der sich ablösenden *Doshas* geprägt: In der Pubertät erfährt der Heranwachsende starke *Pitta*-Schübe, die sein Hormonsystem, Hautbild und Gemüt verändern, welche sich mit *Kapha*-Phasen der Antriebslosigkeit und schwachem Stoffwechselumsatz ablösen. Sobald die *Pitta*-Kraft ihre führende Rolle für das nun bevorstehende Erwachsenenalter gefestigt hat, sind die – für Kinder und Eltern anstrengenden – Hormon- und Gemütsschwankungen vorbei. Die Wechseljahre sind von starken *Pitta-Vata*-Schwankungen geprägt. Das überschüssige *Pitta* aus der Lebensmitte verbrennt sich durch Hitzewallungen, starke Blutungen und intensive Gefühlsausbrüche. Gleichzeitig

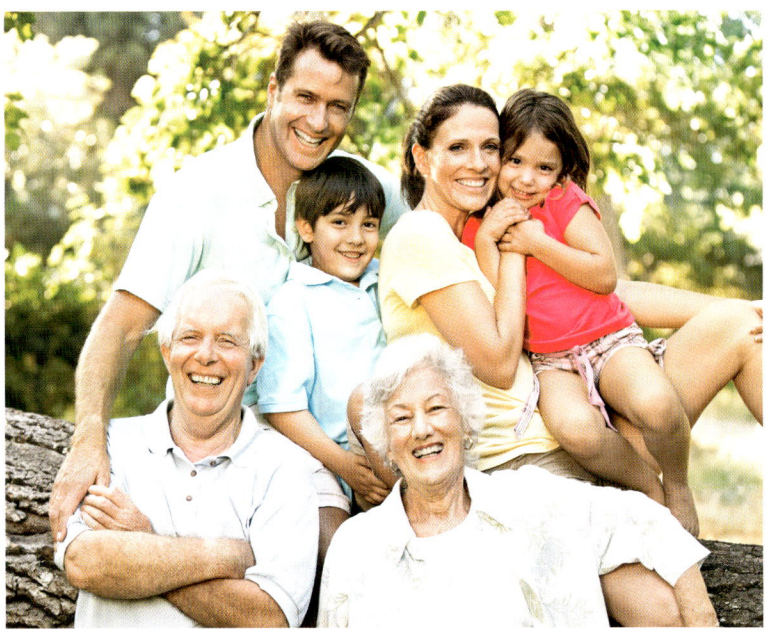

*Kapha, Pitta und Vata prägen auch die Lebensphasen der Menschen.*

nehmen die *Vata*-Eigenschaften zu und verstärken die Symptome des Alters wie trockene Haut und Schleimhäute, Neigung zu Verstopfung, nachlassende Libido und Gemütsschwankungen.

## Ernährungsempfehlungen für jedes Alter

| Alter in Jahren | Dosha-Dominanz | Ernährungsempfehlungen |
| --- | --- | --- |
| 0–10 (Kindheit) | *Kapha* | Aufbauende Nahrungsmittel sind wichtig, doch Vorsicht mit allem Schleimenden wie Sahne, Käse, Joghurt. |
| 9–12 | *Kapha, Pitta* steigt an | *Rasayana*-Ernährung fördert das Wachstum und die Entwicklung. |
| 12–16 (Pubertät) | *Kapha, Pitta* | Viele Blattgemüse und bittere Kräuter zum *Pitta-Kapha*-Ausgleich. Trauben, Kurkuma, Mandeln und Koriander sind in dieser Phase besonders wertvoll. |
| 20–40 (Lebensmitte) | *Pitta* | Vorsicht mit allen sauren und scharfen Speisen. Sehr gut sind nun Wurzelgemüse, Blattgemüse, Hülsenfrüchte und ein angemessener Rohkostanteil in der Ernährung. |
| 40–50 | *Pitta, Vata* steigt an | Alle erhitzenden Speisen, wie rotes Fleisch, scharfe Gewürze, Alkohol, Kaffee oder Salz, sollten nur im geringen Mengen eingenommen werden. |
| 50–60 (Meno-/ Andropause) | *Vata, Pitta* wird abgebaut | Energiespendende Mahlzeiten mit viel Gemüse, Früchten, Nüssen, Hülsenfrüchten und Gewürzen wie Muskat, Kardamom, Zimt, Nelke und Safran. |
| Ab 60 (Alter) | *Vata* | Eine *Vata*-ausgleichende Ernährung mit viel warmen, saftigen und gekochten Speisen, Knoblauch, Safran, Datteln, Milch und Ghee. |

# AHARA
## GESUNDE ERNÄHRUNG FÜR KÖRPER UND GEIST

**Gesunde Ernährung (Ahara) nährt Körper und Geist. Sie liefert grundlegendes Baumaterial für die Instandsetzung und Regeneration aller Körpergewebe und verhindert die Ansammlung von Abfallprodukten in den Geweben, die für das Altern verantwortlich sind.**

D ie klassischen Ayurveda-Schriften lehren, dass eine schöne klare Haut, geistige Klarheit, Konzentrationsfähigkeit und ein genialer Verstand, Körperkraft und Ausdauer die Merkmale einer reinen und aufbauenden Ernährung sind. Zusätzlich zeichnet sich reine Nahrung durch eine für die Sinne angenehme Farbe, einen guten Geschmack, Geruch und Berührung aus. Ein bekömmliches und wohltuendes Essen wird schnell in die Körpergewebe (*Dhatus*) umgesetzt und stört die *Doshas* nicht. Alle Pflanzen und Nahrungsmittel, welche die *Doshas* stören oder von ihrem Platz vertreiben, sind unbekömmlich. Die Gewebe werden geschwächt, und toxische Substanzen sammeln sich an.

*Pathya* ist die ayurvedische Bezeichnung für eine gesunde Ernährung, *Apathya* für eine ungesunde. Damit der Mensch gesund bleibt, sollten mindestens 75 Prozent seiner täglichen Nahrung nach den Prinzipien von *Pathya* ausgerichtet sein. Diese stärken das körperliche und emotionale Wohlbefinden und fördern die mental-spirituelle Entwicklung. Auch im Krankheitsfall wirkt eine angemessene Diät ausgleichend, heilend und stärkend.

In einem ausgewogenen Ayurveda-Speiseplan werden die Nahrungsmittel so ausgewählt und zubereitet, dass sie für den Esser geschmackvoll, bekömmlich und gesundheitsfördernd sind. Dabei sollten regionale Lebensmittel und -gewohnheiten genauso berücksichtigt werden wie die körperliche Konstitution, psychische Verfassung und das Lebensalter. Entscheidend für Verträglichkeit sind die individuelle Verdauungskraft (*Agni*) und der Gesundheitszustand. Denn ein gesunder Mensch benötigt andere Nahrung als ein Kranker. Je stärker die Befindlichkeit von *Agni*, *Doshas*, *Dhatus* und *Srotas* beeinträchtigt ist, umso diätetischer, bzw. strenger muss ein Speiseplan ausgerichtet werden.

## Acht Faktoren der Nahrung

Ayurveda beschreibt acht Faktoren, welche alle gemeinsam über die Qualität von Nahrung und ihre Verträglichkeit bestimmen.

**Prakriti – Eigenschaften der Nahrung** Gegensätzliche Eigenschaften (wie heiß und kalt) sollten nicht gemischt werden. Beispiel: Eis mit heißen Früchten.

**Karana – Zubereitung der Nahrung** Durch die Art der Zubereitung können die Eigenschaften von Nahrungsmitteln verändert werden – dies ist die Kunst des ayurvedischen Kochens. Beispiel: angerösteter Reis wird leicht (statt schwer), erwärmte Milch ist besser verdaulich als kalte.

**Samyoga – Kombination von Nahrung** Durch die Kombination der Nahrungsmittel können die Eigenschaften einer Mahlzeit ergänzt/ harmonisiert oder gestört werden. Beispiel: Ein ayurvedisches Essen (Menü oder Eintopf) sollte alle sechs *Rasa*s haben; kalte Spei-

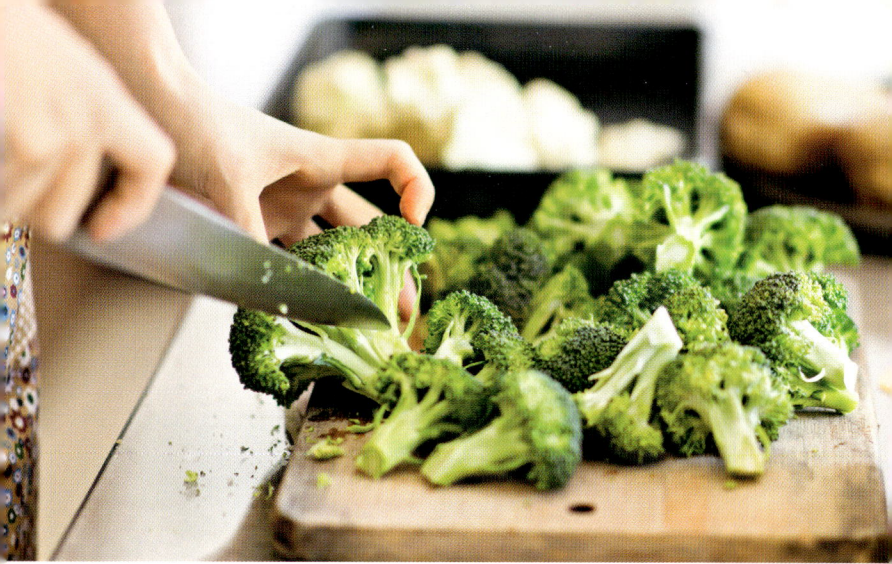

*Frisches Gemüse ist ein Grundpfeiler der ayurvedischen Ernährung. Im gekochten Zustand ist es leichter verdaulich als in roher Form.*

sen werden durch wärmende Gewürze besser verdaulich. Falsche Kombinationen (wie Milch und Fleisch) bilden *Ama*.

**Rashi – Menge der Nahrung** Die Menge der Mahlzeit sowie der Anteil einzelner Nahrungsmittelkomponenten (Getreide, Gemüse, Eiweißträger usw.) bestimmen über die Verträglichkeit. Beispiel: *Kapha*-Typen sollten innerhalb eines Menüs mehr Gemüse und Linsen essen, *Vata*-Typen hingegen mehr Getreide und Fett.

**Desha – Herkunft der Nahrung** Regionale Nahrungsmittel werden am besten vertragen. Kulturelle Ernährungsgewohnheiten sollten berücksichtigt werden. So können ganz unterschiedliche Rezepte nach ayurvedischen Regeln zubereitet werden: Khichari entspricht der indischen, Linseneintopf mit Kartoffeln und Gemüse der hiesigen und Chili con carne der lateinamerikanischen Küche.

**Kala – Zeit der Nahrungseinnahme** Die Auswahl der Nahrungsmittel erfolgt in Bezug auf die *Doshas* und *Agni*. Der Zeitpunkt der Einnahme ist entscheidend für die Verträglichkeit. Beispiel: Früchte nicht nach 16:00 Uhr, am Abend keine Milchprodukte.

**Upeyoga Sanstha – Art der Einnahme** Nahrung sollte ohne Zeitdruck, an einem angenehmen Ort, in angenehmer Gesellschaft usw. eingenommen werden, um verträglich zu sein. Beispiel: Essen im Stress wird nicht verdaut.

**Upyokta – Einstellung des Essers** Die innere Einstellung des Essers (das Bewusstsein) ist wichtig, wenn Nahrungsmittel die Gesundheit fördern sollen. Deshalb sind Erklärungen in der Beratung wichtig, etwa bei Esstörungen wie Orthoxie (gesundes Essen als Sucht).

## Typgerecht essen mit Ayurveda

Die konstitutionsgerechte Ernährung ist das Herz der ayurvedischen Gesundheitslehre. Ihr Prinzip beruht auf dem Ausgleich der übermäßigen Eigenschaften. Dabei ist es unerheblich, ob ein *Dosha* von Natur aus ständig erhöht ist oder nur kurzzeitig durch eine Störung aus dem Gleichgewicht geraten ist. Die spezielle Kost sollte praktiziert werden, bis die Symptome verschwunden sind.

---

### Merkmale einer gesunden Ernährung

Unsere Speisen sollten sein:
- frisch zubereitet und warm serviert
- gut schmeckend und emotional ausgleichend
- energiereich und leicht verdaulich
- den Hunger stillend und alle Sinne befriedigend
- die Gesundheit nicht negativ beeinträchtigend und Krankheitssymptome abschwächend
- angenehm duftend und heilkräftig
- aus viel Getreide und Früchten bestehend, etwas weniger Hülsenfrüchte und Blattgemüse, dafür täglich Milch und verdauungsfördernde Gewürze

## Eigenschaften und Geschmack zum Dosha-Ausgleich

| Dosha | Empfehlenswerte Eigenschaften | Empfehlenswerter Geschmack |
|-------|-------------------------------|----------------------------|
| Vata | leicht, warm, weich, feucht, beruhigend | süß, salzig, leicht sauer, leicht scharf |
| Pitta | kühl, mild, weniger gekocht, schwer | süß, bitter, zusammenziehend |
| Kapha | leicht, warm, trocken, anregend | scharf, bitter, zusammenziehend |

**Ernährung für den Vata-Ausgleich** Auf Folgendes ist zu achten:

- drei warme und gekochte Speisen am Tag, gerne auch als Eintopfgerichte zubereitet,
- regelmäßige Mahlzeiten, in ruhiger Atmosphäre,
- schwer verdauliche Speisen – wie Rohkost, Kohlgemüse, Hülsenfrüchte – in kleinen Mengen essen und mit verdauungsfördernden Gewürzen zubereiten wie Ingwer, Kreuzkümmel, *Hing (Asafoetida)*, Fenchel, Zimt und Anis kochen.

**Ernährung für den Pitta-Ausgleich** Auf Folgendes ist zu achten:

- am Mittag die Hauptmahlzeit einnehmen, hier brennt *Agni* am höchsten,
- saure und erhitzende Nahrungsmittel – wie Zitrusfrüchte, saure Beeren, Essig, Tomaten, Salz, Alkohol, rotes Fleisch oder saure Milchprodukte – möglichst meiden,
- viel Sport und Bewegung; sie helfen beim körperlichen und mentalen »Druckablassen«,
- zum Ausgleich des Verdauungsfeuers mit ausgleichenden Ge-

## Nahrungsmittel zum Vata-Ausgleich

| | Empfehlenswert | Weniger empfehlenswert |
|---|---|---|
| Früchte | Ananas, Aprikosen, Avocados, Beeren, Datteln, Feigen, Kirschen, Mangos, Orangen, Papaya, Pflaumen, Trauben | Grapefruit, Johannisbeeren, Rhabarber |
| Gemüse | Auberginen, Avocados, grüne Bohnen, Fenchel, Kohlrabi, Kürbis, Möhren, Okras, Pastinaken, Rote Bete, grüner Spargel, Süßkartoffeln, Zucchini, gekochte Zwiebeln | Brokkoli, Erbsen, Pilze, Rosenkohl, Sellerie, rohe Tomaten, Weißkohl, zu viel Rohkost und Salat |
| Getreide | Bulgur, Couscous, Dinkel, Hafer, Kamut, Quinoa, Reis, Weizen | Hirse, Mais |
| Proteine | Buttermilch, Milch, milder Naturjoghurt, Sahne, grüne Mungbohnen, Urad-Dal, Nüsse, Samen. Für Nicht-Vegetarier sind Geflügel, helles Fleisch und Eier erlaubt. | Käse, rotes Fleisch, Kichererbsen, Schafsmilch |
| Gewürze | *Ajwain*, Anis, Basilikum, Fenchel, *Hing (Asafoetida)*, Ingwer, Kreuzkümmel (Cumin), Lorbeer, Majoran, Muskatblüte, Nelke, Oregano, Safran, Salbei, Thymian, Zimt. Gekochte Zwiebeln und gekochter Knoblauch werden als Anti-*Vata*-Therapie eingesetzt. | Roher Knoblauch sollte gemieden werden. Kurkuma, Chili, Pfeffer, Bockshornklee nur sparsam verwenden. |
| Sonstiges | Genügend Fette und Eiweiße gewährleisten einen gesunden Erneuerungsprozess: Sesamöl, Butter, Ghee, Milch und eventuell Geflügel wirken nährend und *Ojas*-aufbauend. | Kalte, ungekochte und schwer verdauliche Nahrungsmittel erhöhen *Vata* und führen zu Blähungen, Unruhe und *Vata*-Störungen aller Art. |

## Nahrungsmittel zum Pitta-Ausgleich

|  | **Empfehlenswert** | **Weniger empfehlenswert** |
|---|---|---|
| Früchte | Äpfel, Bananen, Birnen, Feigen, Kirschen, Mangos, Melonen, Trauben | Ananas, saure Beeren, Sauerkirschen, Zitrusfrüchte |
| Gemüse | Artischocken, alle Blattsalate, grüne Bohnen, Brokkoli, Erbsen, Gurken, Kartoffeln, frische Keimlinge, Mais, Mangold, Okras, Paprikaschoten, Pastinaken, Rosenkohl, Sellerie, Spargel, Spinat, Süßkartoffeln, Weißkohl, Zucchini | Auberginen, Peperoni, Rettich, Rhabarber, Sauerkraut, Staudensellerie, Tomaten |
| Getreide | Dinkel, Gerste, Hafer, Hirse, Reis | Weizen-Weißmehlprodukte, Buchweizen |
| Proteine | Nüsse, Samen, alle Hülsenfrüchte – insbesondere rote Linsen, Kichererbsen, Bohnen | Rotes Fleisch, Fisch, Käse, Joghurt, Kefir |
| Gewürze | Basilikum, Dill, Fenchel, frischer Ingwer, Kardamom, Koriander, Kreuzkümmel, Kurkuma, Safran, Salbei, Vanille | Chili, Knoblauch, Muskat, Pfeffer, Senf |
| Sonstiges | Eine säurearme und fettreiche Nahrung gleicht *Pitta* aus. Ghee, Olivenöl und Butter sind empfehlenswert. | Alkoholische Getränke und Kaffee wirken säuernd und erhitzend. Falsche Kombinationen fördern *Pitta*-Erkrankungen. |

würzen wie Kurkuma, Koriander, Fenchel, Kardamom sowie mit frischen Gartenkräutern kochen.

**Ernährung für den Kapha-Ausgleich** Auf Folgendes ist zu achten:

- nicht zu viel essen und Zwischenmahlzeiten meiden,
- am Morgen und am Abend auf alles Schwere – wie Rohkost, Käse, Fleisch oder Sahne – verzichten,
- das Verdauungsfeuer mit scharfen Gewürzen und bitteren Kräutern – wie Chili, Pfeffer, Ingwer, Kresse, Schnittlauch – anregen,

## Nahrungsmittel zum Kapha-Ausgleich

|  | Empfehlenswert | Weniger empfehlenswert |
|---|---|---|
| Früchte | Äpfel, Berberitzen (Sauerdorn), Papaya, Trockenfrüchte | Bananen, Datteln, saure Früchte |
| Gemüse | Alle Gemüse – insbesondere Artischocken, Blattsalat, Brokkoli, Chicorée, frische Keimlinge, Kohl, Rettich, Spinat | Avocados, Okras, Pilze, Steckrüben, Tomaten |
| Getreide | Buchweizen, Gerste, Hirse, Mais, roter Reis | Hafer |
| Proteine | Alle Hülsenfrüchte (vor allem Mungbohnen), Ziegenmilch, Quark | Käse, Fleisch, Fisch, Eier |
| Gewürze | Alle Gewürze – insbesondere Ingwer, Chili, Pfeffer, *Ajwain*, Kreuzkümmel, Kurkuma, Nelken, Bockshornklee, Piment, Muskat, Wacholderbeeren | Salz sparsam verwenden. |
| Sonstiges | Generell sollte nur wenig Fett gegessen werden. Am verträglichsten sind Sesamöl, Ghee und Olivenöl. | Süßigkeiten, Sahne, frittierte und salzige Speisen meiden. |

■ auf regelmäßige Bewegung und sportliche Betätigung an der frischen Luft achten, um den Stoffwechsel anzukurbeln und mehr Leichtigkeit zu gewinnen.

# Grundregeln der ayurvedischen Ernährung

Unabhängig von ihrer individuellen Anwendungsweise gibt es einige Grundregeln, die jeder Mensch in seiner Ernährung berücksichtigen sollte, wenn er gesund und leistungsfähig bleiben möchte. Die allgemeinen Regeln der Ayurveda-Ernährung dienen als Leitlinien für jede Ernährungsumstellung. Je nach Konstitution sind manche Regeln mehr oder weniger entscheidend für den persönlichen Speiseplan und sollten je nach Möglichkeit in den Alltag integriert werden.

### Die richtige Menge

Essen Sie in Maßen, denn sowohl zu viel, als auch zu wenig Nahrung führt zu Störungen. Die optimale Speisemenge beträgt ungefähr so viel, wie in zwei Handflächen passen.

### Regelmäßig essen und Zwischenmahlzeiten vermeiden

Essen Sie regelmäßig und vermeiden Sie unkontrollierte Zwischenmahlzeiten. Kaum etwas ist der Verdauung zuträglicher. Am besten ist es, erst wieder zu essen, wenn die vorangegangene Mahlzeit verdaut ist (nach ca. fünf Stunden).

### In Ruhe essen und gut kauen

Essen Sie in Ruhe, jedoch nicht zu langsam. Kauen Sie die Nahrung gut durch und widmen Sie dem Genuss beim Essen die volle Aufmerksamkeit (nicht nebenbei lesen oder Ähnliches). Sie nehmen dadurch Magen und Darm eine Menge Arbeit ab.

### Zu den Mahlzeiten nicht trinken

Um das Verdauungsfeuer nicht zu löschen, sollten Sie am besten eine halbe Stunde vor und nach dem Essen nichts trinken. Zum Essen hat sich das schluckweise Trinken von einem Glas warmen Wassers jedoch als verdauungsfördernd erwiesen.

### Hochwertige Nahrungsmittel essen

Ihre Nahrung sollte stets rein sein, d. h. hochwertig, frisch und mit Liebe zubereitet. Die beste Qualität bieten Eigenanbau und Bioläden, da hier die Produkte so wenig wie möglich belastet sind. Bevorzugen Sie regionale Produkte.

### Frisch gekochte und selbst zubereitete Mahlzeiten bevorzugen

Frisch gekochte Nahrung ist das Beste für Körper und Geist! Kochen Sie möglichst selbst und essen Sie warme Mahlzeiten. Selbst Schwerverdauliches kann in gekochter Form besser aufgespalten und verwertet werden.

### Individualität in Nahrungsauswahl und Zubereitung

Bedenken Sie bei der Wahl der Nahrungsmittel Ihre persönlichen Vorlieben und Verträglichkeiten, d. h. Ihre Konstitution (*Prakriti*) sowie Ihre gegenwärtigen Gesundheitsstörungen (*Vikrti*).

### In angenehmer Atmosphäre essen

Essen Sie an einem geeigneten Ort, der mit Dingen versehen ist, die bei Ihnen Wohlbefinden hervorrufen. Die psychische Komponente ist bei der Nahrungsaufnahme sehr wichtig. Genießen Sie das Essen. Wenn Sie viel reden, nebenbei lesen oder fernsehen, bringen Sie sich um einen hohen Genuss, beeinträchtigen Sie Ihre Verdauung und auf lange Sicht Ihre Gesundheit.

### Auf ausgewogenen Geschmack achten

Im Ayurveda gilt eine Mahlzeit als ausgewogen, die alle sechs Geschmacksrichtungen enthält, um den Körper nicht ungleichmäßig zu belasten. Durch die Wahrnehmung aller Geschmacksrichtungen werden die Sinne geschärft, die Organe angeregt und der Körper befriedigt. Idealerweise nimmt man sechs Geschmacksrichtungen in folgender Reihenfolge zu sich: süß, sauer, salzig, scharf, bitter, herb. Jeder Geschmack verfügt über spezielle Qualitäten und Heilwirkungen, deren Eigenschaften direkt auf die *Doshas* und das Verdauungssystem einwirken.

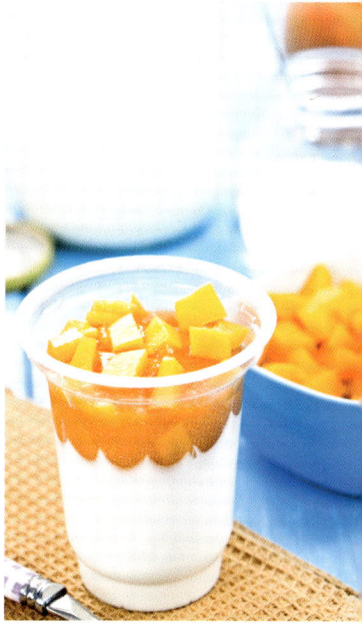

*Wenn Fruchtjoghurt, dann mit süßen Früchten, am besten mit Mango.*

### Auf richtige Kombinationen der Nahrungsmittel achten

Die lange Erfahrung des Ayurveda hat gezeigt, dass gewisse Nahrungsmittel nicht kombiniert werden sollten. Im Ayurveda werden diese »falschen Kombinationen« immer wieder als Ursachen verschiedenster Erkrankungen angesehen. Sie behindern die Transportfunktionen (*Srotas*) und bilden Stoffwechselschlacken (*Ama*), was z. B. die Hauptursache vieler Hautkrankheiten ist. So darf Milch nicht mit bestimmten Nahrungsmitteln zusammen eingenommen werden, wie Fisch und Fleisch (weitere siehe Seite 36). Milchfreundlich hingegen sind Mangos, Weintrauben, Honig, Ghee, Butter, Ingwer, Pfeffer, Zucker, Reisflocken, Gerste und *Amla*.

# DIE KÜCHE
## DIE ALCHEMIE DES KOCHENS

**Die täglichen Mahlzeiten genießen im Ayurveda einen hohen Stellenwert: Jeden Tag drei liebevoll zubereitete Mahlzeiten mit frischen Zutaten und ausgewogenen Geschmacksrichtungen halten nicht nur Leib und Seele zusammen, sondern sind auch Therapie, Lebensgenuss und Investition in die Zukunft zugleich.**

Mit dem was wir essen, entscheiden wir über die Funktionen unseres Stoffwechsels, den Status unserer Lebensenergie und Immunkraft sowie über unsere Gefühlslage und Wahrnehmungsfähigkeit im emotionalen Feld. Laut Ayurveda sollten unsere Speisen vitalstoffreich, gut aussehend, angenehm duftend, richtig gekocht, bekömmlich, einfach und schmackhaft sein. Sie halten die *Doshas* im Gleichgewicht, sind leicht verdaulich und liefern dem Körper alle notwendigen Vital- und Aufbaustoffe. Eine Nahrung, die dieser Qualität entspricht, führt die Menschen zu einem gesunden, glücklichen und selbsterfüllten Leben.

Im Ayurveda werden Köche als Alchemisten der Lebensenergie bezeichnet. In den klassischen Schriften wird ihnen empfohlen, sich vor der Zubereitung von Speisen zu reinigen und zu baden. Diese Sitte wird in Indien noch heute praktiziert, denn sie hilft dem Koch, sich innerlich auf seine Aufgabe vorzubereiten und beseitigt Stress, Erschöpfung und Depressionen. Auch für uns sind ein entspannter und freudiger Gemütszustand die beste Voraussetzung, um eine gute Mahlzeit herzustellen. Kochen wir hingegen in einem negativen Gemütszustand, so übertragen sich diese Schwingungen automatisch auf die Nahrung. So schmecken die gleichen Rezepte von einem glücklichen Menschen, der mit Liebe kocht, völlig anders, als wenn sie von einem unglücklichen Menschen in innerer Anspannung und Lustlosigkeit zubereitet würden.

## Drei Tipps für die gesunde Ayurveda-Küche

■ Setzen Sie Ihr Wissen der Ayurveda-Ernährung in die Praxis um und verwenden Sie stets frische und hochwertige Zutaten.

■ Kochen Sie mit Lust und Liebe. Ihre persönliche Geisteshaltung überträgt sich mit dem Essen.

■ Verwenden Sie auch Sorgfalt für die appetitliche Anrichtung der Speisen und achten Sie darauf, dass auch die Umgebung und Atmosphäre während des Essens entspannt, gepflegt und geschmackvoll ist.

# Die Mahlzeiten im Ayurveda

Die Rezeptauswahl und Menüvielfalt der ayurvedischen Kochkunst ist groß. Dabei reichen die Variationen von einem üppig-klassischen Menü mit allen aufgeführten Komponenten bis zum schnellen, aber vollwertigen Snack.

Das Ayurveda-Typische dabei ist immer die ausgewogene Komposition von Getreide, Gemüse und Hülsenfrüchten, welche durch verdauungsfördernde Gewürze in Geschmack und gesundheitlicher Wirkung optimiert werden.

**Das Frühstück** sollte immer eine leichte und warme Mahlzeit sein. Am Morgen sind die Eigenschaften schwer, feucht, kalt und schleimig von Natur aus stärker ausgeprägt, und ein zu mächtiges Früh-

## Ghee – das Gold der Ayurveda-Küche

Die geklärte Butter (reines Butterfett) wird zum Anbraten und Schmoren verwendet. Es ist besonders gut verdaulich und wird in der Ayurveda-Therapie aufgrund seiner entsäuernden, entzündungshemmenden und *Agni*-stärkenden Eigenschaften sehr geschätzt. Mittlerweile gibt es Ghee in Bio-Supermärkten zu kaufen. Doch es kann auch ganz einfach (und kostengünstig) selbst hergestellt werden.

**Zutaten** 500 g Bio-Butter | 1 Topf mit dickem Boden | 1 Mulltuch (Stoffwindel) | 1 Metallsieb | 1 Glas à 500 Milliliter Fassungsvermögen

**Zubereitung** Die Butter bei schwacher Hitze im Topf schmelzen und sanft köcheln lassen. Wenn notwendig ab und zu umrühren, damit die Butter nicht anbrennt, sondern goldklar bleibt. Nach ca. 45 Minuten hat sich der weiße Schaum an der Oberfläche verkrustet. Nun das Mulltuch befeuchten und in das Sieb hineinlegen. Das flüssige Butterfett darin in das Glas abgießen.

**Info** Das Tuch sofort mit Geschirrspülmittel auswaschen. Ghee hält sich einige Wochen.

stück unterbindet die morgendliche Entschlackung, macht müde und antriebslos. So empfiehlt Ayurveda, nur eine kleine und gut verdauliche Morgenmahlzeit einzunehmen. Gut eignen sich frische Früchte, die roh immer allein oder – noch besser! – in gedünsteter Form zusammen mit anregenden Gewürzen und einem leichten Getreidebrei gegessen werden sollten. Obligatorisch am Morgen ist das heiße Wasser oder Ingwerwasser, welches bereits vor dem Frühstück getrunken werden sollte. Es macht die *Srotas* frei und kurbelt die Ausscheidungsorgane an.

**Das Mittagessen** vereint immer verschiedene Komponenten, welche den Körper nähren und die Psyche befriedigen. Alle schwer verdaulichen Speisen – wie Rohkost, Salat und Eiweißträger – sollten mittags gegessen werden, um die gute *Agni*-Kraft für den Energiegewinn zu nutzen. Gemeinsam mit Gemüse, Getreide, Chutney und einer Süßspeise bilden sie ein vollständiges Mittagsmenü.

Ein ayurvedisches Mittagessen sollte alle Nahrungsbausteine und Geschmacksrichtungen enthalten:

- Salat und/oder Rohkost (zum *Pitta*-Ausgleich)
- Reis oder anderes Getreide (für alle *Doshas*)
- Hülsenfrüchte oder einen anderen Eiweißträger (für alle *Doshas*)
- Blattgemüse, scharf gewürzt (zum *Kapha*-Ausgleich)
- Wurzelgemüse, saftig gekocht (zum *Vata*-Ausgleich)
- Chutney und/oder Raita-Joghurt (zum Geschmacksausgleich)
- Süßspeise (zum *Vata/Pitta*-Ausgleich und *Ojas*-Aufbau)

**Das Abendessen** Nicht nur in unserem Kulturkreis wird ein »Abendbrot« sehr geschätzt. Auch Ayurveda liebt am Abend ein gutes Brot: Am liebsten frisch und selbst gebacken aus ungesäuertem Teig – sogenannte Chapatis oder Parathas. Dazu gibt es warme und leicht verdauliche Speisen mit nährendem Charakter, welche die eher schwachen Verdauungskräfte (*Mandagni*) des Abends ankurbeln und den nächtlichen Regenerationsprozess unterstützen. Die Fladenbrote passen zu:

- feinen Suppen und Eintöpfen (aus Gemüse und Hülsenfrüchten)
- leichten Gemüsegerichten (süße Gemüse und Wurzelgemüse)
- leichten Getreidegerichten (Couscous, Bulgur, Quinoa, Hirse)

## Kochen für die Seele

Die folgenden Rezepte sind ausgewogen, *Dosha*-balancierend und können nach Lust und Laune miteinander kombiniert werden. So entstehen immer wieder neue Menüs, wie die Beispiele zeigen.

# GETREIDEBREI

---

**Zutaten für 1 Portion** 4–5 EL Getreideflocken | 1 Messerspitze Salz |
1 Messerspitze Zimt | ½ TL Ghee | *Zubereitungszeit 10 Minuten*

---

1. Die Getreideflocken mit 250 Milliliter Wasser in einen kleinen Topf geben.

2. Salz und Zimt zufügen und zum Kochen bringen. Sanft köcheln lassen, dabei ab und zu umrühren.

3. Nach 3 bis 4 Minuten etwas Ghee unterrühren und nochmals aufkochen lassen.

INFO Die Getreideflocken können je nach Geschmack und Konstitution ausgewählt werden:
*Vata* Hafer, Dinkel, Reis, Kamut, Buchweizen
*Pitta* Hafer, Dinkel, Reis, Kamut, Hirse, Gerste
*Kapha* Gerste, Hirse, Reis

TIPP  Als Beilage die gedünsteten Früchte aus dem Backofen von Seite 127 wählen. Den Brei am besten zubereiten, während das Obst im Backofen ist.

# GEDÜNSTETE FRÜCHTE AUS DEM BACKOFEN

**Zutaten für 1 Portion** ca. 200 g frische Früchte (Apfel, Birnen, Banane, Trauben) | 250 ml Apfelsaft oder heller Traubensaft | ¼–½ Vanilleschote | 2–3 Kardamomkapseln | 1 Messerspitze Kurkuma | *Zubereitungszeit 20 Minuten*

1. Den Backofen auf 185 °C (Umluft 165 °C, Gas Stufe 2) vorheizen. Eine Auflaufform bereitstellen.

2. Die Früchte waschen, schälen, in mundgerechte Stücke schneiden und in die Auflaufform legen.

3. Das Obst mit Apfel- oder Traubensaft bedecken, Vanilleschote, Kardamomkapseln und Kurkuma untermischen. Die Früchte im Backofen 15 Minuten schmoren lassen.

INFO Die ideale Beilage zum Frühstücksbrei, der nebenan auf Seite 126 steht.

TIPP Vor dem Verzehr die Vanilleschote entfernen. Oder vor der Zubereitung die Schote längs aufschneiden und das Mark mit einem Messerrücken herausschaben. Das Mark zu den Früchten geben und gut untermischen.

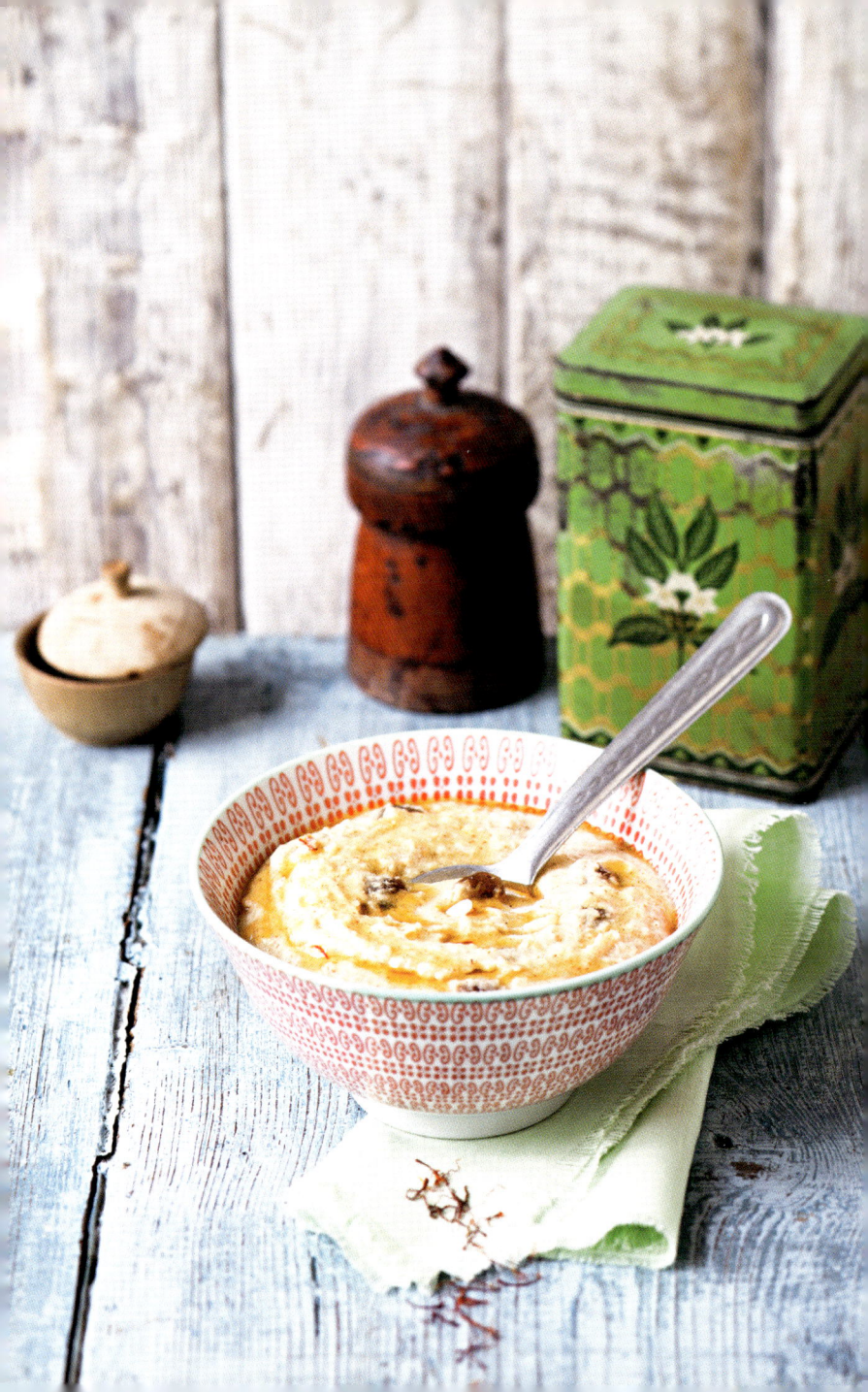

# SHEERA –
# SÜSSER GRIESSBREI

---

**Zutaten für 2 Portionen** 400 ml Reismilch (alternativ 200 g Sahne und 200 ml Wasser) | 3 Safranfäden | 100 g Dinkelgrieß, fein | 1 EL Mandeln, fein gemahlen | 1 EL Ghee | 1 EL Vollrohrzucker | ¼ TL Kardamom, gemahlen | 1 Messerspitze Muskatblüte (Macis), gerieben | 1 EL Sultaninen | 1 EL Mandeln, geschält und gestiftet | 1–2 TL Ahornsirup | *Zubereitungszeit 20 Minuten*

---

1. Die Reismilch (bzw. Sahne und Wasser) in eine Schüssel geben. Den Safran untermischen und 10 Minuten einweichen.

2. Dinkelgrieß und gemahlene Mandeln in einem Topf bei mittlerer Hitze trocken anrösten. Ghee und Safran-Reismilch zufügen und unter Rühren zum Kochen bringen.

3. Vollrohrzucker, Kardamom und Muskatblüte in die kochende Milch geben und unter Rühren etwas einkochen lassen, bis eine geschmeidige Masse entstanden ist.

4. Sultaninen und Mandelstifte dazugeben, umrühren und nochmals aufkochen lassen. Mit Ahornsirup abschmecken.

INFO **Den süßen Grießbrei als nährendes Frühstück in kleinen Bissen genießen.**

# RAWA UPMA –
# PIKANTER GEMÜSEGRIESS

---

Zutaten für 2 Portionen 1 Frühlingszwiebel | 1 Scheibe frischer Ingwer | 1 grüne Chilischote | ½ rote Paprikaschote | 1 EL Ghee | 100 g Hartweizengrieß | ½ TL Senfsamen | 6 frische Curryblätter (oder getrocknete eingeweicht) | ½ TL Salz | frisches Koriandergrün | 2 EL Cashewnüsse | ½ EL Zitronensaft | *Zubereitungszeit 15 Minuten*

---

1. Frühlingszwiebel waschen und putzen. Ingwer schälen, Chilischote und Paprikaschote putzen. Alles sehr fein hacken.

2. Ghee in einem Topf erhitzen und Frühlingszwiebel, Ingwer und Chili darin anbraten. Den Grieß zufügen und unter Rühren ebenfalls anbräunen.

3. Senfsamen, Curryblätter und Paprikawürfel dazugeben. 300 Milliliter Wasser aufgießen, mit Salz würzen und den Grieß unter leichtem Rühren garen, bis die Masse sämig ist.

4. Etwas Koriandergrün waschen, trockenschütteln und hacken. Cashewnüsse halbieren oder vierteln. Koriandergrün, Cashewnüsse und Zitronensaft unter den Grieß rühren und alles zusammen nochmals 2 bis 3 Minuten ziehen lassen.

INFO Upma ist ein typisches Frühstücksgericht aus Südindien. Der pikante Grieß ist würzig, nährend und leicht verdaulich. Das gleiche Rezept kann auch mit anderen Getreidearten variiert werden: Für Vata ist auch Couscous sehr empfehlenswert, für Pitta Bulgur aus Weizen oder Gerste, und für Kapha eignet sich ebenfalls Gerstenbulgur oder Maisgrieß.

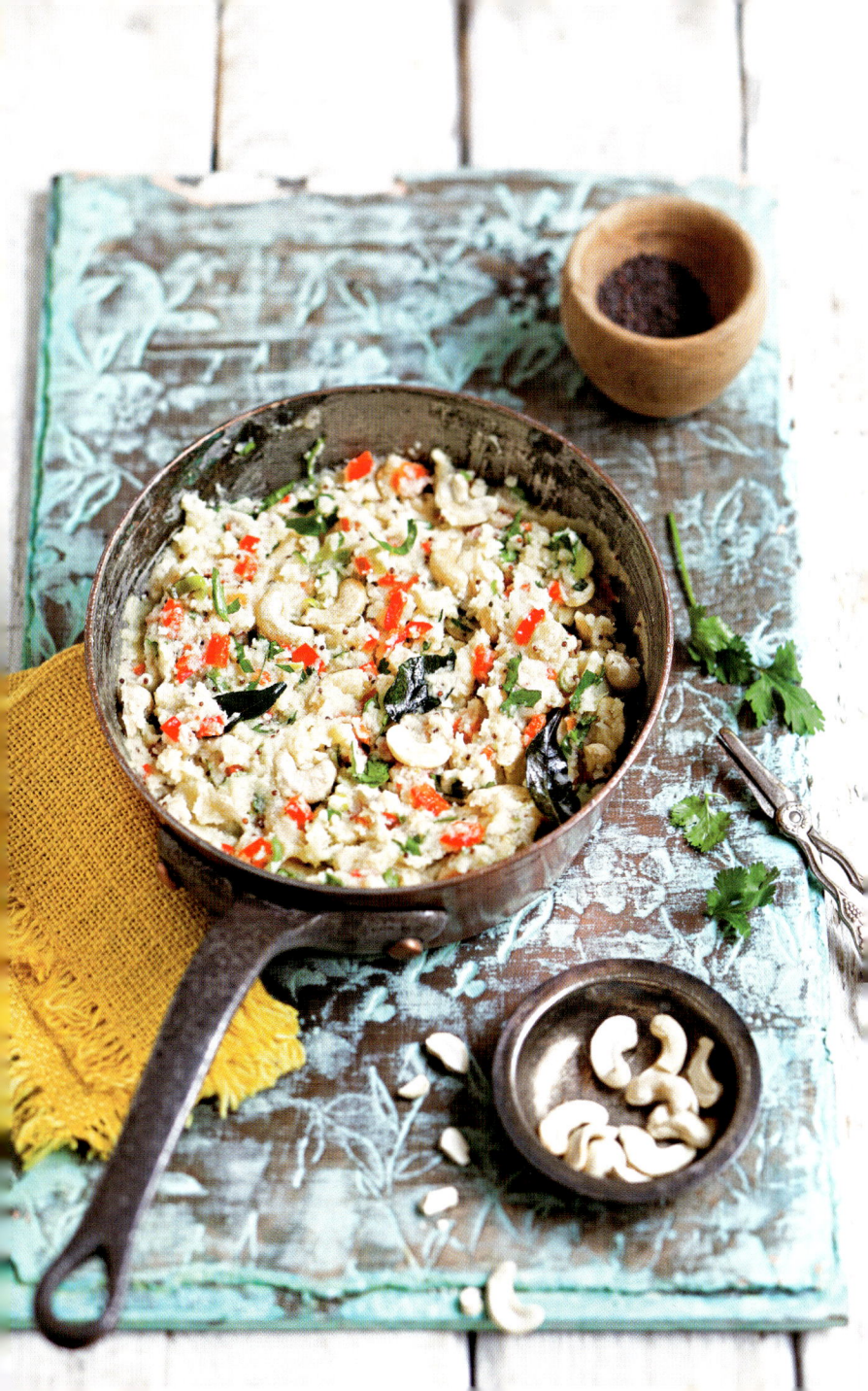

# MENÜ 1

**Dieses klassisch-ayurvedische Menü besteht aus Paprika-Mangold-Kokoscurry an Cuminreis und Mangochutney. Ergänzt werden kann es sehr gut mit Mungdal, Blattsalat und einer Süßspeise.**

## PAPRIKA-MANGOLD-KOKOSCURRY

**Zutaten für 4 Portionen** 1 rote Paprikaschote | 500 g Mangold | 1 EL Koriandersamen | 2 TL Ghee | 1 TL Methisamen (Bockshornklee) | 1 Dose Kokosmilch | Salz | 1 TL Fenchelsamen | 1/3 Block Kokoscreme (feste Kokosmasse) | *Zubereitungszeit 30 Minuten*

1. Paprikaschote waschen, putzen und in Streifen schneiden. Mangold waschen und klein schneiden, dabei die Stiele vom Grün trennen. Koriandersamen in einem Mörser grob zerreiben.

2. Ghee in einem Topf erhitzen und darin die gemörserten Koriandersamen sowie die Bockshornkleesamen anrösten.

3. Paprika und Mangoldstiele dazugeben und kurz dünsten lassen. Mit Kokosmilch aufgießen und 10 Minuten dünsten lassen. Mangoldgrün unterrühren, salzen und weitere 10 Minuten dünsten lassen.

4. Fenchelsamen und Kokoscreme dazugeben. Immer wieder umrühren, bis sich die Kokosmasse aufgelöst hat. Etwas durchziehen lassen, abschmecken und servieren.

# CUMINREIS

Zutaten für 4 Portionen 1 Tasse Reis | 1 TL Kreuzkümmelsamen (Cumin) | ½ TL Salz | 1 EL Butter oder Ghee | *Zubereitungszeit 25 Minuten*

1. Einen Topf ohne Fett erhitzen und den Reis darin unter Rühren 1 bis 2 Minuten anrösten. Cumin zufügen und kurz mitrösten.

2. 2½ Tassen Wasser aufgießen, Salz zufügen und alles zum Kochen bringen. Die Hitze reduzieren und den Reis ausquellen lassen. Zum Schluss Butter oder Ghee vorsichtig unterheben.

# MANGOCHUTNEY

Zutaten für ca. 10 Portionen 2 reife Mangos | 3 Pimentkörner | 1 große Scheibe frischer Ingwer | 1 EL Sonnenblumenöl | ½ TL Senfsamen | 2 Nelken | ½ TL Salz | 1 Messerspitze Chilipulver | 1 TL Honig | *Zubereitungszeit 15 Minuten*

1. Mangos waschen, schälen, das Fruchtfleisch von den Kernen lösen und in Würfel schneiden. Pimentkörner in einem Mörser grob aufstoßen. Ingwer schälen und fein hacken.

2. Öl erhitzen und zerstoßene Pimentkörner, Ingwer, Senfsamen und Nelken darin unter Rühren leicht anbräunen.

3. Das Mangofruchtfleisch unterrühren und 3 bis 4 Minuten lang köcheln lassen.

4. Den Topf von der Kochstelle nehmen und das Chutney mit Salz, Chilipulver und Honig abschmecken.

# MENÜ 2

Das zweite Menübeispiel vereint scharfen Blattspinat mit Ingwer-Kürbis-Puffern und Gurkenraita; wobei für den Spinat auch Tiefkühlware verwendet werden kann. Tipp: Gurkenraita vor dem Verzehr etwas ziehen lassen.

## SCHARFER BLATTSPINAT

**Zutaten für 4 Portionen** 500 g frischer Spinat | 1 mittelgroße Zwiebel | 1 Scheibe frischer Ingwer | 1 Knoblauchzehe | 1 EL Ghee | ¼ TL Chilipulver | ½ TL Paprikapulver | ½ TL Kreuzkümmel (Cumin), gemahlen | ½ TL Kurkuma, gemahlen | ¼ TL Koriander, gemahlen | 1 Messerspitze Muskat | Salz | 1 Messerspitze schwarzer Pfeffer | ½ Sträußchen Koriandergrün | 50 g Sahne | *Zubereitungszeit 30 Minuten*

1. Spinat putzen, waschen, abtropfen lassen und etwas klein schneiden. Zwiebel abziehen und in dünne Ringe schneiden. Ingwer schälen und fein reiben. Knoblauch abziehen und durch eine Knoblauchpresse zum Ingwer drücken.

2. Ghee in einer Pfanne erhitzen. Zwiebel hineingeben und bei mittlerer Hitze braun anbraten. Ingwer und Knoblauch dazugeben und etwas anbraten.

3. Chili- und Paprikapulver, Kreuzkümmel, Kurkuma und Koriander zufügen und bei starker Hitze anrösten. Spinat portionsweise in die Pfanne geben. Mit Muskat, Salz und Pfeffer würzen. Das Gericht zugedeckt bei mittlerer Hitze etwa 15 Minuten köcheln lassen.

4. Koriandergrün waschen, trockenschütteln und hacken. Zusammen mit der Sahne unter den Spinat rühren.

# INGWER-KÜRBIS-PUFFER

**Zutaten für 4 Portionen** 200 g Kürbis | 4 mittelgroße Kartoffeln | 1 Scheibe frischer Ingwer (ca. 3 cm) | 1 Chilischote | 100 g Kichererbsenmehl | 1 TL Methi (Bockshornkleeblätter), gemahlen | Kräutersalz | Ghee zum Ausbacken | *Zubereitungszeit 30 Minuten*

1. Kürbis und Kartoffeln waschen, schälen und auf einer Reibe fein raspeln. Ingwer schälen und fein reiben. Chilischote putzen und fein hacken.

2. Kürbis- und Kartoffelraspel mit Kichererbsenmehl vermischen und mit Ingwer, Chili, Methi und Kräutersalz zu einer Masse vermischen. Mindestens 10 Minuten durchziehen lassen.

3. Ghee in einer schweren Pfanne erhitzen. Aus der Kürbis-Kartoffel-Masse mit 2 Esslöffeln Puffer formen und diese von beiden Seiten goldgelb ausbacken.

# FEINES GURKENRAITA

**Zutaten für 4 Portionen** ¼ Gemüsegurke | 500 g Naturjoghurt | ¼ TL Salz | ¼ TL Pfeffer | 1 TL Kreuzkümmel (Cumin), gemahlen | 1 Messerspitze Kurkuma, gemahlen | 2 EL frische Minze, fein gehackt | *Zubereitungszeit 10 Minuten*

1. Gurke schälen, die Kerne im Inneren entfernen und das Fruchtfleisch klein würfeln. Gurkenwürfel unter den Joghurt mischen.

2. Den Joghurt mit Salz, Pfeffer, Kreuzkümmel und Kurkuma würzen. Minze unter den Joghurt rühren. Joghurt etwas ziehen lassen.

# MENÜ 3

Dieses dritte Menübeispiel, das bis auf Seite 139 reicht, verwöhnt den Gaumen mit grünen Bohnen mit Panier an Reispulao und Aprikosenchutney. Panier (auf Englisch Paneer) ist ein indischer Frischkäse aus Kuhmilch.

## GRÜNE BOHNEN MIT PANIER

---

**Zutaten für 4 Portionen** 500 g Stangenbohnen | 1 Zwiebel | 1 TL frischer Ingwer | ¼ TL Koriandersamen | 1 Fleischtomate | 1 EL Ghee | ½ TL Currypulver | 1 Messerspitze Kurkuma, gemahlen | 2 EL frisches Basilikum, fein gehackt | 100 g Panier (siehe Seite 138) | *Zubereitungszeit 25 Minuten*

---

1. Bohnen waschen, putzen und in 2 bis 3 Zentimeter breite Streifen schneiden.

2. Zwiebel abziehen und fein hacken. Ingwer schälen und fein hacken. Koriandersamen in einem Mörser grob zerreiben. Tomate waschen, Stielansatz entfernen und das Fruchtfleisch würfeln.

3. Ghee in einem Topf erhitzen und darin Zwiebel, Ingwer, Koriandersamen, Currypulver und Kurkuma anbraten.

4. Tomatenwürfel zufügen und kurz köcheln lassen. Bohnen und etwas Wasser untermischen. Für ca. 15 Minuten sanft köcheln lassen.

5. Frisches Basilikum unterrühren. Panier würfeln und unter das Gemüse mischen. Kurz aufkochen und sofort servieren.

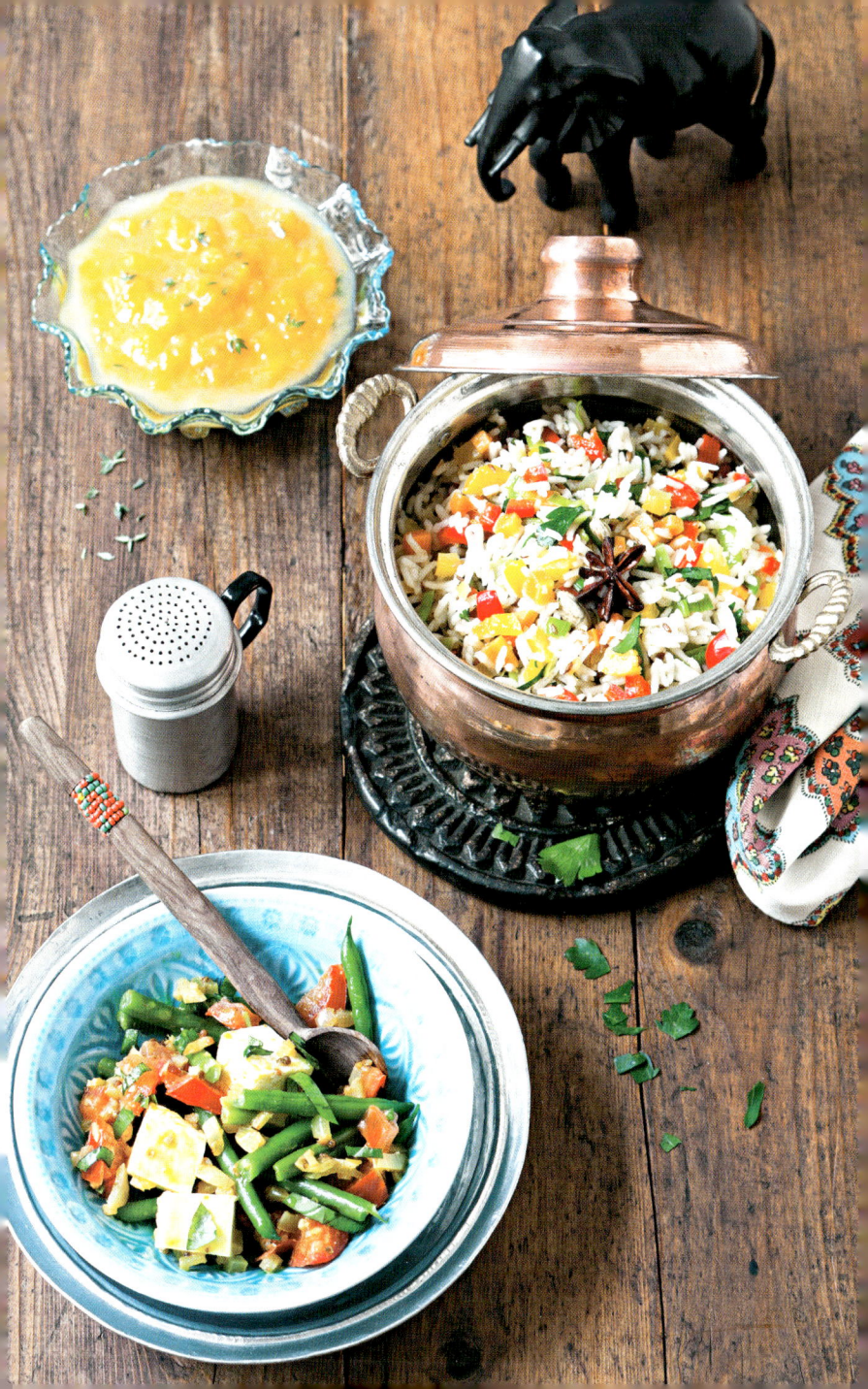

# PANIER

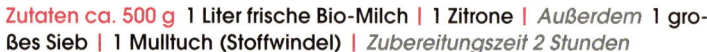

**Zutaten ca. 500 g** 1 Liter frische Bio-Milch | 1 Zitrone | *Außerdem* 1 gro-
ßes Sieb | 1 Mulltuch (Stoffwindel) | *Zubereitungszeit 2 Stunden*

1. Die Milch in einen Topf geben und aufkochen lassen. Die Zitrone entsaften, den Saft löffelweise zur Milch geben und unterrühren. Die Milch einmal aufkochen lassen und dann von der Kochstelle nehmen.

2. Ein Sieb mit einem Mulltuch auslegen und über eine Schüssel
hängen. Den Topfinhalt in das Mulltuch geben, sodass die überschüssige Flüssigkeit ablaufen kann.

3. Die zurückbehaltene Käsemasse mit dem überhängenden Stoff
zudecken und in den Kühlschrank stellen, bis die Masse schnittfest
geworden ist. Das dauert etwa 2 Stunden.

# REISPULAO

**Zutaten für 4 Portionen** 1 Frühlingszwiebel | 1 Möhre | 1 kleine Stange
Porree | ½ rote Paprikaschote | ½ gelbe Paprikaschote | 100 g Erbsen
(frisch oder tiefgefroren) | 1 Tasse Reis | ½ TL Kreuzkümmelsamen (Cu-
min) | 3 Kardamomkapseln | 1 Sternanis | 1 Messerspitze Kurkuma,
gemahlen | Salz | 1–2 TL Butter | 3 EL frische Blattpetersilie | *Zuberei-
tungszeit 30 Minuten*

1. Das Gemüse waschen und putzen. Frühlingszwiebel in feine
Ringe, Möhre, Porree und Paprika in kleine Würfel schneiden. Erbsen auspalen oder auftauen.

2. Einen Topf erhitzen und den Reis darin 1 bis 2 Minuten trocken anrösten. Kreuzkümmelsamen einlegen. Das Gemüse hinzufügen. 2½ Tassen Wasser, Kardamomkapseln, Sternanis, Kurkuma und Salz dazugeben.

3. Dem Topfinhalt zum Kochen bringen, die Hitzezufuhr reduzieren und den Reis bei schwacher Hitze zugedeckt ausquellen lassen.

4. Die Petersilie waschen und fein hacken. Den ausgequollenen Reis mit etwas Butter und der Blattpetersilie verfeinern.

# APRIKOSENCHUTNEY

**Zutaten für ca. 10 Portionen** 150 g frische Aprikosen | 1 TL Ghee | 1 EL Vollrohrzucker | ½ TL Ingwer, gemahlen | 1 TL Salz | 30 ml Apfelsaft | ¼ TL Chilipulver | ½ TL Thymian | 1 TL Waldhonig | 1–2 TL Zitronensaft | *Zubereitungszeit 15 Minuten*

1. Die Aprikosen waschen, die Kerne entfernen und das Fruchtfleisch klein schneiden.

2. Ghee in einem Topf erhitzen und die Aprikosenstücke darin anschwitzen.

3. Vollrohrzucker, Ingwerpulver, Salz und Apfelsaft zufügen. Alles zum Kochen bringen, die Hitzezufuhr reduzieren und die Früchte so lange köcheln lassen, bis sie weich sind und ihre feste Struktur verloren haben.

4. Die Aprikosenmischung mit Chilipulver, Thymian, Waldhonig und Zitronensaft würzen.

# BROKKOLI MIT KAPERN UND PINIENKERNEN

---

**Zutaten für 4 Portionen** 500 g Brokkoli | ½ TL Koriandersamen | ¼ TL Fenchelsamen | 1 kleine Zwiebel | 1 Scheibe Ingwer | 1 rote Chilischote | 1 Fleischtomate | 5 getrocknete Tomaten | 2 EL Olivenöl | ½ TL Currypulver | ½ TL gekörnte Gemüsebrühe | 2 EL Pinienkerne | 1 EL Kapern | Pfeffer | Salz | *Zubereitungszeit 20 Minuten*

---

1. Wasser in einem Topf aufkochen. Brokkoli in kleine Röschen teilen, in das heiße Wasser legen, blanchieren und wieder herausheben. Kochwasser aufbewahren.

2. Koriander- und Fenchelsamen in einem Mörser grob zerreiben. Zwiebel abziehen, Ingwer schälen, Chilischote putzen und alles fein hacken. Fleischtomate waschen, putzen und das Fruchtfleisch würfeln. Getrocknete Tomaten in feine Streifen schneiden.

3. Olivenöl erhitzen und darin Zwiebel, Ingwer und Chili anschwitzen. Angemörserte Koriander- und Fenchelsamen, Currypulver und gekörnte Gemüsebrühe zufügen und anschmoren. Tomatenwürfel und -streifen zum Gewürzsud geben. Blanchierten Brokkoli und eine Schöpfkelle des Kochwassers zufügen. Alles gemeinsam aufkochen.

4. Pinienkerne, Kapern und etwas Pfeffer zufügen und durchziehen lassen. Eventuell etwas nachsalzen.

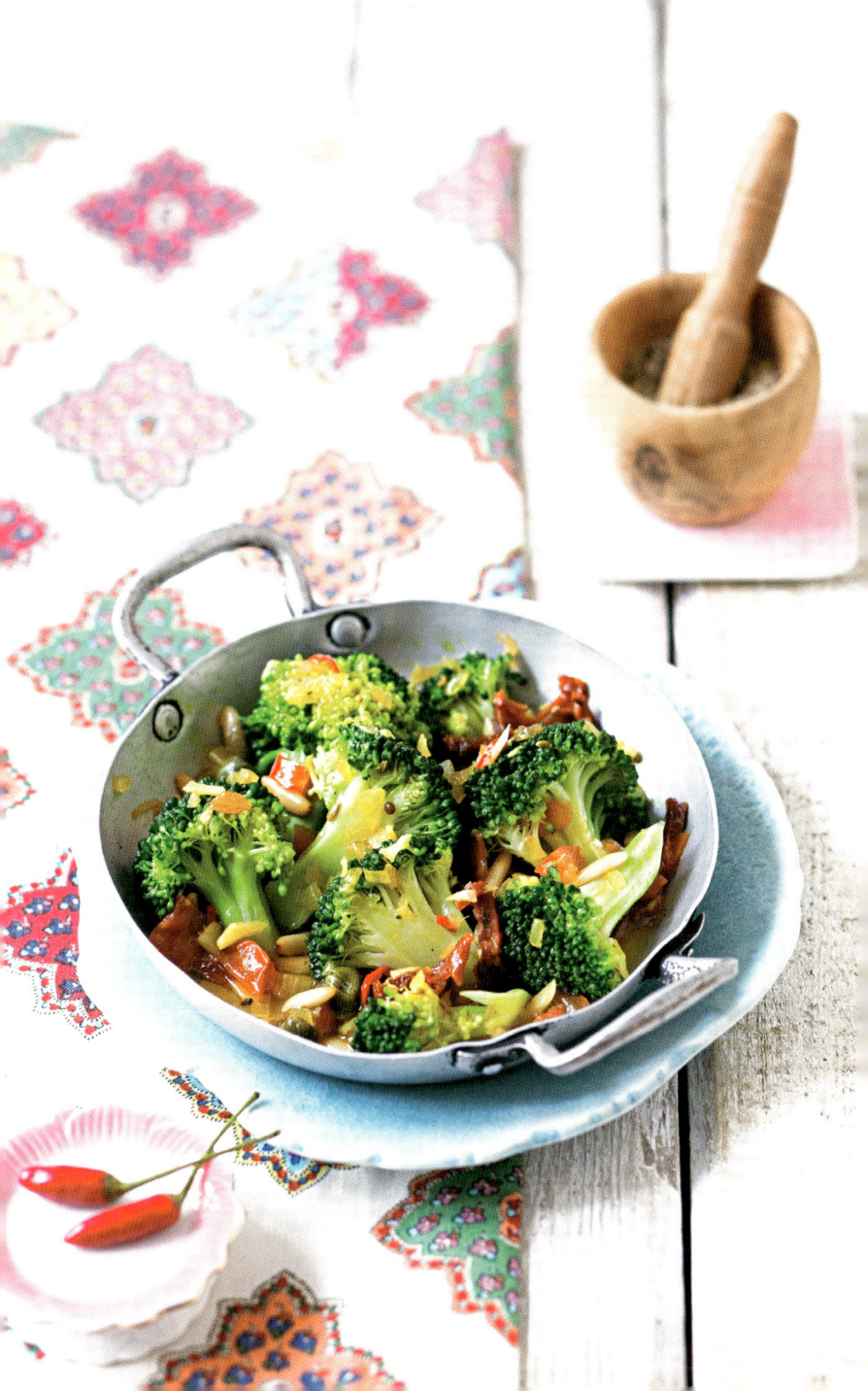

# DAL – AYURVEDISCHES LINSENGERICHT

---

**Zutaten für 4 Portionen** 1 TL Kreuzkümmelsamen (Cumin) | ½ TL Fenchelsamen | ½ TL Methisamen (Bockshornklee) | 1 EL Ghee | 1 TL frischer Ingwer, fein gehackt | ¼ TL Chilipulver | 4 Curryblätter | 1 Tasse Dal (Hülsenfrüchte nach Wahl) | *Für den Endsud* 1 TL Ghee | ½ TL Kreuzkümmelsamen (Cumin) | ½ TL Koriandersamen | ¼ TL Hing (Asafoetida) | 2 EL frisches Koriandergrün, gehackt | 1 EL Tomatenmark | 1 TL Salz | 2 EL Zitronensaft | *Zubereitungszeit 40 Minuten*

---

1. Kreuzkümmel-, Fenchel- und Methisamen in einem Mörser fein zerreiben. Ghee in einem Topf erhitzen und die gemörserten Gewürze hinzufügen. Ingwer, Chili, Curryblätter und kurz danach die Hülsenfrüchte in den Gewürzsud geben. Alles kurz anrösten.

2. In den Topf 3 Tassen Wasser zufügen. Dal aufkochen lassen und bei schwacher Hitze ca. 40 Minuten köcheln lassen.

3. Kurz vor Schluss für den Endsud in einem kleinen Extra-Topf nochmals etwas Ghee erhitzen, die ganzen Kreuzkümmel- und Koriandersamen sowie Asafoetida und Koriandergrün darin anrösten.

4. Tomatenmark, Salz und Zitronensaft unter die Hülsenfrüchte rühren. Einmal aufkochen lassen. Angeröstete Gewürze zufügen.

INFO Andere Hülsenfrüchte zubereiten. Rote Linsen und gelbe, halbierte Mungbohnen können direkt verwendet werden. Andere, wie Kichererbsen, Delikatess- und Belugalinsen, müssen über Nacht eingeweicht und 1 Stunde vorgekocht werden. Besser verdaulich werden Hülsenfrüchte durch die Zubereitung mit Fett, heiß-scharfen Gewürzen und Zitronensaft.

# ORIENTALISCHE LINSENSUPPE

---

**Zutaten für 4 Portionen** 150 g braune Delikatesslinsen | 1 Zwiebel | 1 Knoblauchzehe | 1 kleine Möhre | 1 kleine Stange Porree | 2 Tomaten | 3/4 TL Kreuzkümmelsamen (Cumin) | ¼ TL Fenchelsamen | ¼ TL Senfsamen | 2 TL Ghee | Salz | 1 l Gemüsebrühe oder Wasser | 1 Sternanis | ½ TL getrockneter Thymian | 1 TL Tomatenmark | 2 EL Naturjoghurt | 2 EL frisch gehacktes Koriandergrün (alternativ ½ TL getrocknet) | 2 EL frisch gehackte Minze (alternativ ¼ TL getrocknet) | Saft von ½ Zitrone | Pfeffer | *Zubereitungszeit 75 Minuten (+ Einweichzeit)*

---

1. Linsen waschen, mit kaltem Wasser bedecken und über Nacht einweichen. Am nächsten Tag abgießen und abtropfen lassen.

2. Zwiebel und Knoblauch abziehen und fein würfeln. Gemüse waschen und putzen. Möhre und Porree fein würfeln. Tomaten achteln. Kreuzkümmel-, Fenchel- und Senfsamen in einem Mörser fein zerreiben.

3. Ghee erhitzen und die Samen darin anrösten. Zwiebel und Knoblauch zufügen und kurz anschmoren. Das restliche Gemüse und die Linsen hinzugeben, etwas salzen und andünsten.

4. Brühe oder Wasser auffüllen, Sternanis und Thymian zufügen. Die Linsen bei schwacher Hitze in 45 bis 50 Minuten weich kochen.

5. Tomatenmark und Joghurt unterrühren. Mit Koriandergrün, Minze, Zitronensaft, reichlich Pfeffer und wenig Salz verfeinern.

6. Die Suppe von der Kochstelle nehmen und mit einem Pürierstab durchmixen. Im geschlossenen Topf ca. 5 Minuten durchziehen lassen – so entfalten die frischen Kräuter ihr volles Aroma.

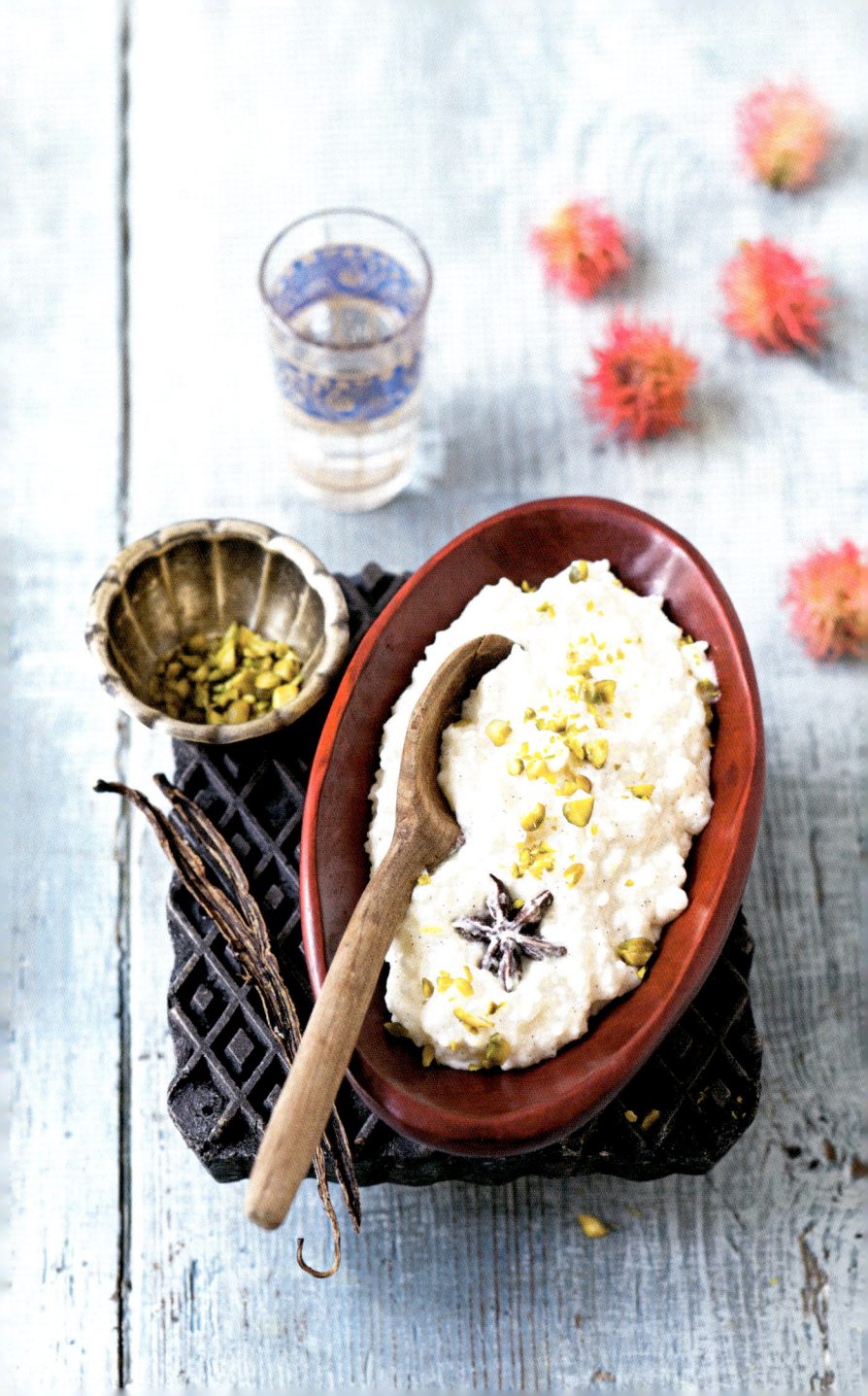

# MILCHREIS MIT KARDAMOM

**Zutaten für 4 Portionen** **4 EL Basmatireis | 1 l Milch | 1 Sternanis | 1 Vanilleschote | 2½ EL Zucker | ½ TL Kardamom, gemahlen | 1 EL gehackte Pistazienkerne |** *Zubereitungszeit 55 Minuten*

1. Einen Topf erhitzen und den Basmatireis darin trocken anrösten. Milch aufgießen und unter Rühren zum Kochen bringen. Sternanis zufügen und bei schwacher Hitze ca. 45 Minuten einkochen lassen. Dabei immer wieder umrühren, damit der Pudding nicht anbrennt oder überkocht.

2. Vanilleschote aufschneiden, das Mark auskratzen und mit dem Zucker zum Reispudding geben. Unter Rühren weitere 5 Minuten einköcheln lassen. Kardamom zufügen.

3. Den Pudding warm oder kalt genießen. Vor dem Verzehr mit gehackten Pistazien bestreuen.

INFO Süßspeisen schenken Energie und Zufriedenheit. Um das starke Pitta zur Mittagszeit zu besänftigen, empfiehlt Ayurveda den Genuss einer Süßspeise. Optimal ist es, das Dessert zu Beginn zu verzehren und auf nährstoffreiche Energieträger – wie Nüsse, Trockenfrüchte und Getreide – bei der Zubereitung zu achten.

# MANDELCREME AUF FRUCHTSPIEGEL

**Zutaten für 4 Portionen** 50 g Mandeln | 200 g Sahne | ½ TL Kardamom, gemahlen | ½ TL Zimt | ½ TL Vanille | 1 Messerspitze Sternanis, gemahlen | 25 g Butter | 2 EL Vollrohrzucker | 3 EL Weichweizengrieß | 1–2 EL Agavendicksaft | 200 g Früchte (Kirschen, Aprikosen oder Mango) | 1 TL Vollrohrzucker | 2 EL Sesamsamen | *Zubereitungszeit 30 Minuten (plus 2 Stunden Kühlzeit)*

1. Mandeln in einen kleinen Topf mit Wasser geben, zum Kochen bringen und 2 bis 3 Minuten blanchieren. Herausnehmen, mit kaltem Wasser abschrecken und die Schale entfernen.

2. Die geschälten Mandeln mit Sahne und 100 Milliliter Wasser in einem Mixer fein pürieren. Mit Kardamom, Zimt, Vanille und Sternanis würzen und nochmals kurz aufmixen.

3. Butter in einem Topf schmelzen und Zucker und Weizengrieß darin anrösten. Mandel-Sahne-Mischung zufügen und unter Rühren zum Kochen bringen. Etwas eindicken lassen. Mit Agavendicksaft verfeinern.

4. Kleine Schälchen mit kaltem Wasser ausspülen. Die Mandelcreme einfüllen und erkalten lassen.

5. Früchte mit 1 Teelöffel Zucker und 2 Esslöffel Wasser mischen. Erhitzen und kurz aufkochen. Eine Pfanne ohne Fett erhitzen und die Sesamsamen darin anrösten.

6. Kompott auf Dessertteller verteilen. Die erkaltete Mandelcreme auf die Teller stürzen und mit den gerösteten Sesamsamen dekorativ anrichten.

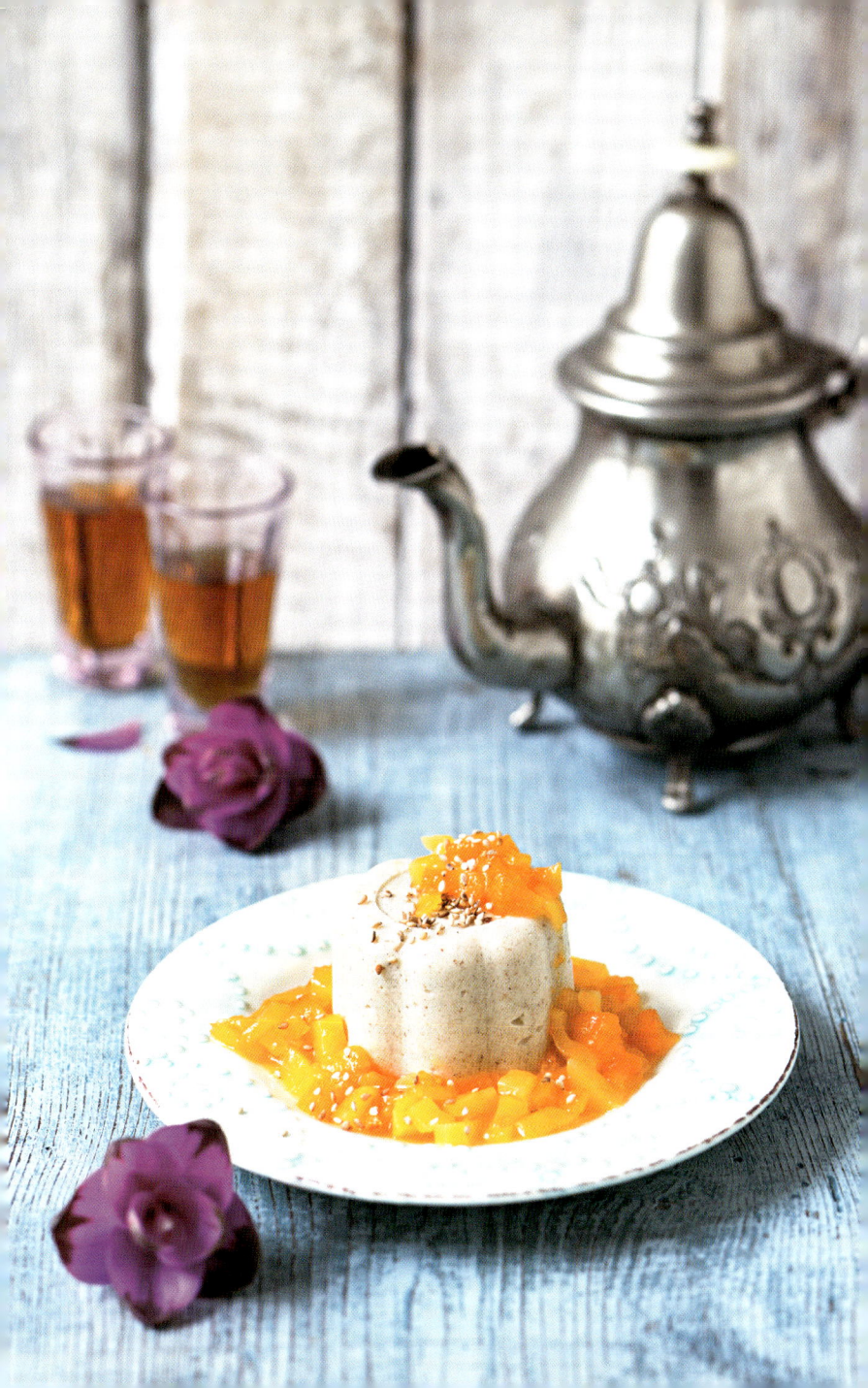

# GEMISCHTER BLATTSALAT MIT 6-RASA-DRESSING

---

**Zutaten für 4 Portionen** 1 kleiner Salat (Kopf-, Eisberg- oder Eichblattsalat) | 1 Chicorée | 1 EL Sonnenblumen- und/oder Kürbiskerne | *Für das Dressing* ½ Zwiebel | ½ Apfel | 6 EL Olivenöl | Saft von ½ Zitrone | 1 EL Obstessig | 1 TL Akazienhonig | ½ TL Senf | ¼ TL Salz | ¼ TL schwarzer Pfeffer | frische Kräuter nach Geschmack | *Zubereitungszeit 10 Minuten*

---

1. Den Salat waschen, putzen und trockenschleudern. Chicorée putzen und längs vierteln. Beides in eine Salatschüssel geben.

2. Eine Pfanne ohne Fett erhitzen und die Sonnenblumen- und/oder Kürbiskerne darin kurz anrösten.

3. Für das Dressing die Zwiebel abziehen und fein würfeln. Apfel putzen und in Würfel schneiden. Eine Pfanne erhitzen und die Zwiebel- und Apfelwürfel darin in 5 Minuten weich dünsten. Mit Öl, Zitronensaft, Essig, Honig, Senf, Salz, Pfeffer und Kräuter in einen Mixer geben und fein pürieren.

4. Das Dressing über die Salatblätter und die Chicoréeviertel geben und gut untermischen. Die gerösteten Körner darüber streuen.

INFO Eine kleine Portion Salat oder Rohkost sollte bei keinem Mittagessen fehlen. Die bitteren Blattsalate und süßlichen Rohkostgemüse schenken dem Körper neue Vitalität und Leichtigkeit. Optimal für die Verdauung ist es, wenn der Salat immer am Ende der Mahlzeit gegessen wird. Dies schützt auch vor Müdigkeit und Schweregefühl nach dem Essen.

# ROTE-BETE-CARPACCIO MIT APFEL

**Zutaten für 4 Portionen** 400–450 g Rote Bete | 2 Frühlingszwiebeln | 1 Apfel | 2 EL Olivenöl | 1 EL Sojasauce | 1 EL Apfelessig | 150 ml Apfelsaft | 1 EL Ahornsirup | ½ TL Ingwer, gemahlen | 1 EL frische Blattpetersilie, fein gehackt | 1 TL frischer Meerrettich, fein gerieben | 1 EL Pinienkerne | 100 g Ziegenfeta | *Zubereitungszeit 30 Minuten*

1. Rote Bete als Ganzes in einen Topf mit Wasser geben und für 20 Minuten weich kochen. Abkühlen lassen, schälen und in dünne Scheiben schneiden.

2. Frühlingszwiebeln waschen, putzen und in feine Ringe schneiden. Apfel schälen, das Kerngehäuse entfernen und das Fruchtfleisch in kleine Würfel schneiden.

3. Olivenöl in einer Pfanne erhitzen und die Frühlingszwiebelringe darin anschwitzen. Mit Sojasauce, Apfelessig, Apfelsaft und Ahornsirup ablöschen und einköcheln lassen.

4. Apfelstückchen und Ingwer zum Gewürzsud geben und 5 Minuten köcheln lassen.

5. Petersilie, Meerrettich und Pinienkerne unterrühren. Die Pfanne von der Kochstelle nehmen. Die Rote Bete dekorativ als Carpaccio auf Tellern anrichten und die Apfelmarinade darüber geben. Ziegenfeta würfeln und über das Carpaccio verteilen.

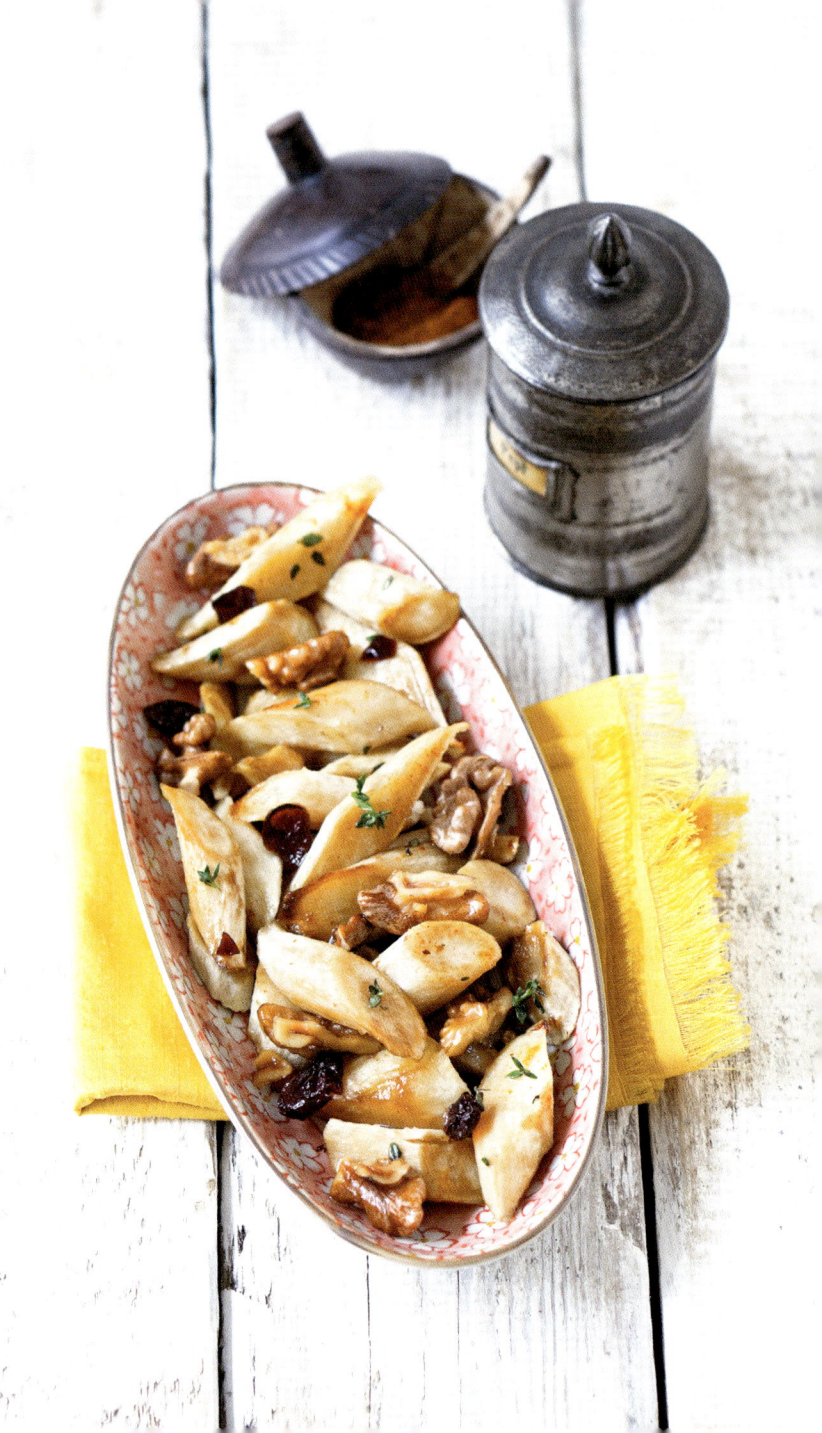

# GESCHMORTE PETERSILIENWURZELN

**Zutaten für 4 Portionen** 2 große Petersilienwurzeln | 2 EL Walnüsse | 1 EL Cranberrys | 2 EL Olivenöl | 1 TL Ahornsirup | 1 EL Sojasauce | 1 EL Balsamicoessig | 1 TL Thymian | ½ TL Ingwer, gemahlen | 1 Messerspitze Chilipulver | ½ TL Salz | *Zubereitungszeit 50 Minuten*

1. Den Backofen auf 180 °C (Umluft 160 °C, Gas Stufe 2–3) vorheizen. Eine Auflaufform bereitstellen.

2. Die Petersilienwurzeln waschen, schälen und in große Würfel schneiden. Mit Walnüssen und Cranberrys mischen und in die Auflaufform legen.

3. Für die Marinade Olivenöl, Ahornsirup, Sojasauce und Essig mit 2 Esslöffel Wasser vermischen. Mit Thymian, Ingwer, Chilipulver und Salz würzen.

4. Die Marinade über die Petersilienwurzeln in der Auflaufform geben und alles durchmischen.

5. Die Form in den Backofen stellen und das Gemüse 35 Minuten backen, bis es weich und etwas angebräunt ist.

INFO Alternativ können auch Süßkartoffeln, Pastinaken oder Kürbisse verwendet werden.

# MISCHGEMÜSE VOM BLECH

---

**Zutaten für 4 Portionen** 2 Möhren  |  1 Zucchini  |  1 Kohlrabi  |  1 rote Paprikaschote  |  1 EL Sojasauce  |  1 EL Ahornsirup  |  3 EL Ghee  |  ½ TL Salz  |  ½ TL Currypulver  |  1 Messerspitze Kurkuma  |  ½ TL Fenchelsamen  |  1 EL Sesamsamen  |  *Zubereitungszeit 50 Minuten*

---

1. Gemüse waschen, putzen, schälen und in mundgerechte Stücke schneiden. Bis zur weiteren Verwendung in eine Schüssel geben.

2. Für die Marinade Sojasauce, Ahornsirup und 2 Esslöffel Ghee verrühren und mit Salz, Currypulver und Kurkuma würzen. Fenchel- und Sesamsamen dazugeben.

3. Die Marinade auf das Gemüse geben und alles gut mit den Händen vermischen.

4. Den Backofen auf 175 °C (Umluft 155 °C, Gas Stufe 2) vorheizen. Ein Backblech mit dem restlichen Ghee einstreichen und das gemischte Gemüse gleichmäßig darauf verteilen. Das Backblech in den Backofen schieben und das Gemüse 45 Minuten lang backen.

INFO Dieses Rezept ist ganz einfach und eignet sich hervorragend für ein schnelles und bekömmliches Abendessen. Einer ayurvedischen Empfehlung nach, sollten wir einmal pro Woche am Abend einfach nur Gemüse mit Ghee zu uns nehmen. Dies harmonisiert die Doshas, entlastet den Verdauungsapparat und unterstützt die Entsäuerung.

# MÖHREN-FENCHEL-KOKOSCURRY

**Zutaten für 4 Portionen** 4–5 Möhren | 2 Fenchelknollen | 2 TL Ghee | 1 TL Senfkörner | 2 EL Curryblätter | 1 TL Ingwer, getrocknet | 200 ml Kokosmilch | 1 EL frischer Ingwer, gehackt | 2 EL Kürbiskerne | 1 TL Rohrzucker | 1 TL Salz | *Zubereitungszeit 35 Minuten*

1. Möhren waschen, schälen und grob würfeln. Fenchelknollen putzen und dabei das Grün für die Dekoration aufbewahren. Fenchel vierteln und in Stücke schneiden.

2. Ghee in einem Topf erhitzen und die Senfkörner und die Curryblätter darin etwas anrösten. Möhren- und Fenchelstücke dazugeben und mit Ingwerpulver würzen. Kokosmilch aufgießen und alles ca. 15 Minuten dünsten lassen.

3. Frischen Ingwer, Kürbiskerne, Rohrzucker und Salz dazugeben und das Gemüse weitere 5 bis 10 Minuten dünsten lassen. Mit Fenchelgrün dekorieren.

TIPP Chapatis oder Reis sind ideale Beilagen, um das Curry am Abend zu verzehren.

INFO Dieses bekömmliche Rezept gleicht alle Dosha-Eigenschaften aus: Die wärmenden Möhren werden von der kühlenden Kokosnussmilch abgerundet. Fein abgeschmeckt mit Vata-ausgleichendem Fenchel, Kapha-harmonisierenden Senfsamen sowie Pitta- und stoffwechselanregendem Ingwer.

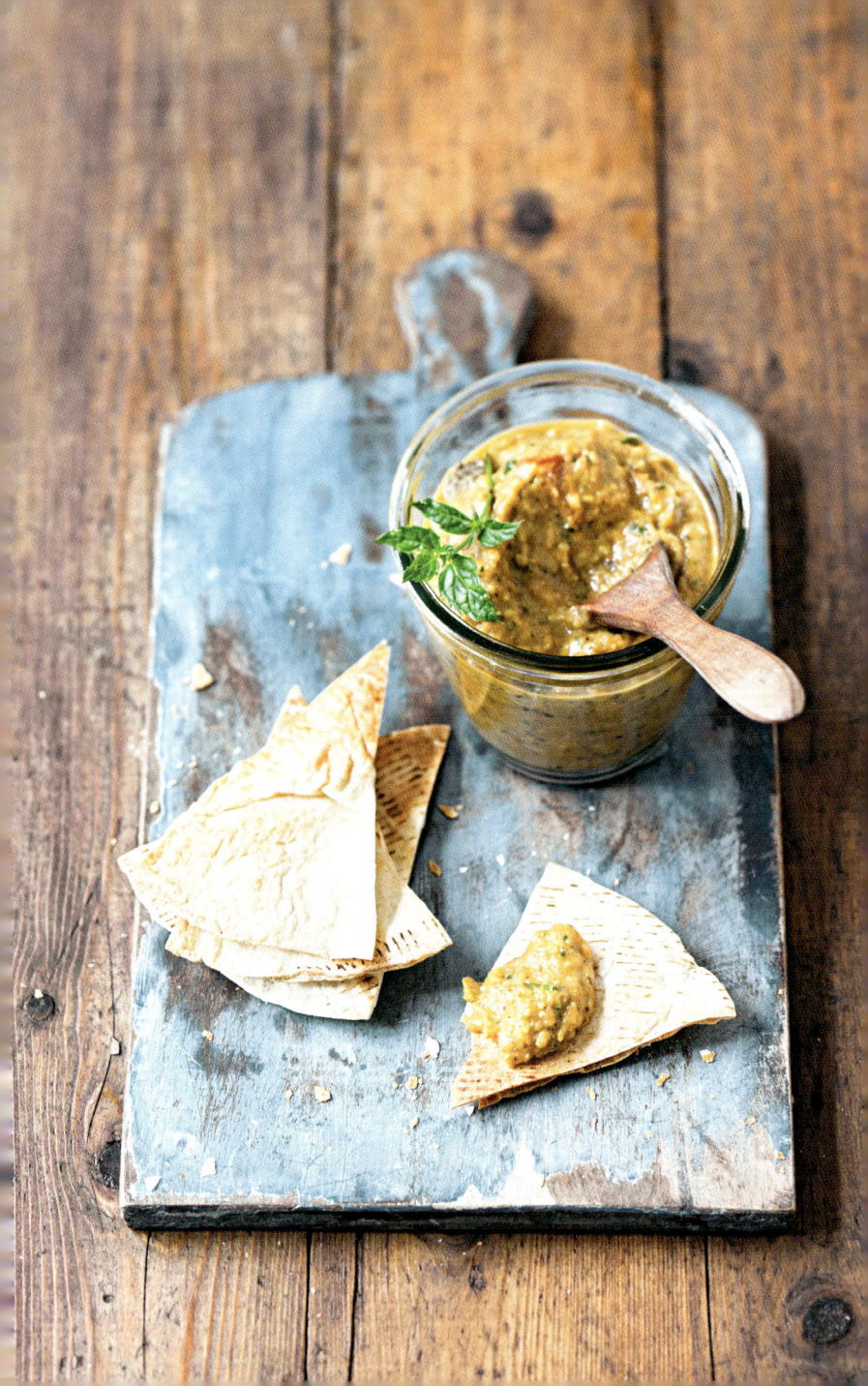

# AUBERGINENDIP

---

**Zutaten für 4–6 Portionen** 1 Aubergine | 1 Tomate | 1 Knoblauchzehe | 2 EL Olivenöl | 2 EL Sesamsamen | 1 TL Currypulver | 1 Messerspitze Steinsalz | 1 Messerspitze schwarzer Pfeffer | ein paar Blättchen frische Minze und/oder frisches Koriandergrün | *Zubereitungszeit 45 Minuten*

---

1. Aubergine waschen, halbieren, in eine feuerfeste Form legen und im Backofen bei 195 °C (Umluft 175 °C, Gas Stufe 3) 25 bis 30 Minuten backen. Das weiche Fruchtfleisch mit einem Löffel aus der Schale kratzen. Tomate waschen, putzen und würfeln.

2. Knoblauch abziehen und klein hacken. 1 Esslöffel Olivenöl in einem kleinen Topf erhitzen und den Knoblauch zusammen mit den Sesamsamen darin anrösten. Mit Currypulver würzen.

3. Tomatenwürfel und Auberginenfleisch in den Gewürzsud geben und einige Minuten anschwitzen.

4. Die Gemüsemischung von der Kochstelle nehmen. 1 Esslöffel Olivenöl, etwas Salz, Pfeffer und ein paar Blättchen frische Minze und/oder Koriandergrün zufügen. Mit einem Pürierstab zu einem Dip mixen.

TIPP **Den Auberginendip als Brotaufstrich genießen.**

# APFEL-ZWIEBEL-AUFSTRICH

---

**Zutaten für 4–6 Portionen** 3 Äpfel | 2 Zwiebeln | 2 EL Sonnenblumenöl | ½ TL Fenchelsamen | 50 g Sonnenblumenkerne | frischer Meerrettich | Pfeffer | Salz | ½ TL Currypulver | *Zubereitungszeit 20 Minuten*

---

1. Äpfel schälen und entkernen. Zwiebeln abziehen. Beides in Scheiben schneiden. Öl erhitzen und Äpfel, Zwiebeln und Fenchelsamen darin anschwitzen. Abkühlen lassen. Eine Pfanne ohne Fett erhitzen und die Sonnenblumenkerne darin anrösten.

2. Die Zutaten in einem Mixer fein pürieren. Meerrettich reiben und mit Pfeffer, Salz und Currypulver unter den Aufstrich mischen.

INFO **Nach Bedarf noch etwas Sahne unter den Aufstrich rühren, damit er schön sämig wird.**

# PAPRIKA-RELISH

---

**Zutaten für 4–6 Portionen** | 2 rote Paprikaschoten | 1 Scheibe frischer Ingwer | 3 Stängel frische Blattpetersilie | 2 EL Olivenöl | 1 TL Tamari-Sauce | ½ TL Koriander, gemahlen | 1 Messerspitze Trikatu (ayurvedische Pfeffermischung), alternativ schwarzer Pfeffer | 1 Messerspitze Steinsalz | *Zubereitungszeit 35 Minuten*

---

1. Paprikaschoten im Backofen bei 200 °C grillen, bis die Haut dunkel ist. Haut abziehen, Samen und Trennwände entfernen.

2. Ingwer schälen und in Scheiben schneiden. Petersilie waschen, trockenschütteln und grob hacken. Alle Zutaten pürieren.

# CHAPATIS – FLADENBROTE

**Zutaten für 6–8 Portionen** 300 g feines Dinkelmehl (oder anderes, dem Dosha-Typ entsprechendes Getreide) | ¼ TL Fenchelsamen, fein gemahlen | ¼ TL Ajwainsamen, fein gemahlen | ¼ TL Steinsalz | 1 EL Ghee | *Zubereitungszeit 30 Minuten*

1. Das Dinkelmehl mit 150 bis 180 Milliliter Wasser und den Gewürzen zu einem geschmeidigen Teig verkneten. Kleine Bällchen in Golfballgröße daraus formen und diese zu dünnen Fladen von 10 bis 15 Zentimeter Durchmesser ausrollen.

2. Eine Pfanne ohne Fett erhitzen und die Fladen darin beidseitig ausbacken. Anschließend mit etwas Ghee bestreichen.

# BUTTER–PARATHAS

**Zutaten für 6–8 Portionen** 100 g Weizenmehl | 100 g Dinkelmehl | 100 g Kichererbsenmehl | Steinsalz | ¼ TL Kreuzkümmel (Cumin), gemahlen | 2 EL Ghee | *Zubereitungszeit 30 Minuten (plus 30 Minuten Ruhezeit)*

1. Beide Mehle, die Gewürze, Ghee und ca. 200 Milliliter Wasser zu einem geschmeidigen Teig verkneten. 30 Minuten ruhen lassen.

2. Kleine Bällchen daraus formen (Golfballgröße) und diese zu Fladen ausrollen. Mit Ghee bestreichen, wieder zusammenfalten und neu ausrollen. 2- bis 3-mal wiederholen.

3. Eine Pfanne ohne Fett erhitzen und die fertigen Brote darin ausbacken. Kurz über das offene Feuer eines Gasherdes halten.

## Rezeptregister

Apfel-Zwiebel-Aufstrich 156
Aprikosenchutney 139
Auberginendip 155

Blattsalat mit 6-Rasa-Dres-
   sing, gemischter 148
Blattspinat, scharfer 134
Bohnen mit Panier, grüne 136
Brokkoli mit Kapern und
   Pinienkernen 140
Butter–Parathas 157

Chapatis – Fladenbrote 157
Cuminreis 133

Dal – ayurvedisches
   Linsengericht 142

Energiebällchen,
   Rasayana- 62

Feines Gurkenraita 135
Fladenbrote (Chapatis) 157
Früchte aus dem Backofen,
   gedünstete 127

Gedünstete Früchte aus dem
   Backofen 127
Gemischter Blattsalat mit
   6-Rasa-Dressing 148
Gemüse vom Blech 152
Gemüsegrieß, pikanter
   (Rawa Upma) 130
Geschmorte
   Petersilienwurzeln 151
Getreidebrei 126
Grießbrei, süßer (Sheera) 129
Ghee 124

Grüne Bohnen mit Panier 136
Gurkenraita, feines 135

Ingwer-Kürbis-Puffer 135

Linsengericht, ayurvedisches
   (Dal) 142
Linsensuppe,
   orientalische 143

Mandelcreme auf
   Fruchtspiegel 146
Mangochutney 133
Milchreis mit Kardamom 145
Mischgemüse vom Blech 152
Möhren-Fenchel-Kokos-
   curry 153

Orientalische
   Linsensuppe 143

Panier 138
Panier, grüne Bohnen mit 136
Paprika-Mangold-Kokos-
   curry 132
Paprika-Relish 156
Parathas, Butter– 157
Petersilienwurzeln,
   geschmorte 151

Rasayana-Energiebällchen 62
Rawa Upma – pikanter
   Gemüsegrieß 130
Reispulao 138
Rote-Bete-Carpaccio mit
   Apfel 149

Scharfer Blattspinat 134
Sheera – süßer Grießbrei 129

**Menü 1** 132
Paprika-Mangold-Kokoscurry
Cuminreis
Mangochutney

**Menü 2** 134
Scharfer Blattspinat
Ingwer-Kürbis-Puffer
Feines Gurkenraita

**Menü 3** 136
Grüne Bohnen mit Panier
Panier
Reispulao
Aprikosenchutney

# Kontaktadressen

## Ärzte und Therapeutenliste

Wer einen qualifizierten Ayurveda-Mediziner oder Therapeuten in seiner Nähe sucht, der findet eine umfassende Adressenliste über den VEAT-Berufsverband Europäischer Ayurveda-Mediziner und Therapeuten e.V. unter www.ayurveda-verband.eu

## Ayurveda-Produkte

Ayurvedische Gewürze, Kräuter, Öle, Tees und Kaffee nach traditioneller Mischung oder Rezeptur von Kerstin Rosenberg können bestellt werden über www.rosenberg-ayurmed.com

## Ayurveda-Kuren und Reisen

Wer die passende Ayurveda-Kur oder -Reise in Deutschland, Indien oder Sri Lanka sucht, findet ein gutes Angebot und fachgerechte Beratung unter www.rosenberg-ayurveda.de (Kuren in Deutschland) und www.neuewege.com (Kuren in Indien/Sri Lanka).

# Impressum

2. Auflage 2017
© 2014 by Südwest Verlag, einem Unternehmen der Verlagsgruppe Random House GmbH, Neumarkter Straße 28, 81637 München.

## Hinweis

Die Ratschläge/Informationen in diesem Buch sind von Autorin und Verlag sorgfältig erwogen und geprüft. Dennoch kann eine Garantie nicht übernommen werden. Eine Haftung der Autorin bzw. des Verlags und seiner Beauftragten für Personen-, Sach- und Vermögensschäden ist ausgeschlossen.

## Bildnachweis

Foodfotografie und Requisiten-Styling: Anke Politt
Foodstyling: Julia Luck
Assistenz: Sascha Toske
Alamy: 100 (mediacolor's); Fotolia: 2 (Quanthem), 45 (Corbisrffancy), 105 (Ewa Studio), 109 (Monkeys Business); Gettyimages: 29 (Anna Bryukhanova), 38 (Simon Watson/Photolibrary), 55 (Visage/Stockbyte), 113 (Photodisc Lawren); iStockphoto: 49 (claudiobaba), 52 (lostinbids), 63 (Ockra), 65 (bdspn), 69 (Bartosz Hadyniak), 75 (Mgov), 80 (Paul Johnson), 92 (Elenathewise), 121 (GMVozd); Panthermedia: 89 (Elena Elisseeva): Plainpicture: 17, 24 (Laura Doss/Fancy Images); RF: 21 (Plainpicture/Cultura); Shutterstock: U1 (Sandra Caldwell, ultimathule, Eva Gruendemann, billybear), 46 (Sean Prior).

**Redaktionsleitung** Susanne Kirstein
**Projektleitung** Dr. Margit Roth
**Layout, DTP, Gesamtproducing**
Grafikdesign Hansen – Jan-Dirk Hansen
**Redaktion** Dr. Ute Paul-Prößler

**Bildredaktion** Tanja Zielezniak
**Korrektorat** Susanne Langer
**Reproduktion** Artilitho snc, Lavis (Trento)
**Druck und Verarbeitung**
Těšínská Tiskárna, a.s, Český Těšín

Printed in the Czech Republic

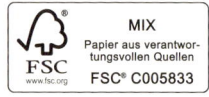

MIX
Papier aus verantwortungsvollen Quellen
FSC® C005833

Verlagsgruppe Random House FSC® N001967

ISBN 978-3-517-08955-3